EAUX MINÉRALES

D'ITALIE

28

EAUX MINÉRALES

D'ITALIE

PAR

Le Dr A. LABAT

Ex-Président de la Société d'hydrologie de Paris
et membre de la Société d'hydrologie de Madrid, Turin,
de la Société géologique de France, etc.
Membre de la Société météorologique
Membre de la Société de médecine de Belgique

PARIS

LIBRAIRIE J.-B. BAILLÈRE

19, RUE HAUTEFEUILLE

—

1899

ALLA SOCIETA ITALIANA D'IDROLOGIA

CARI COLLEGHI, CARI AMICI,

Scopo di queste pagine e di diffondere, nella Francia e fuori, la cognoscenza delle vostre belle sorgenti, che se ne parla troppo poco e troppo superficialmente nei libri di balneoterapia;

Di provare quanti progressi hanno fatti gli alloggi ed i stabilmenti termali;

Di riassumere con chiarezza i fattori principali della cura termale, cioè: il clima, la natura del terreno donde scaturiscono le acque; la loro composizione; il modo di amministrazione, loro azione sull'umano organismo e le varie indicazioni; con breve confronto con quelle di analoga natura della altre nazioni.

Tutto questo, frutto di osservazione personale, di conversazioni coi medici praticanti, di letture delle monografie pubblicate da loro.

Le acque italiane sono generalmente note dai tempi antichi e pregiate dai Romani apprezzatori delle fontane calde.

L'analisi ha dimostrato in esse richezza e varietà e perciò l'immensità del circolo terapeutico.

Mi scuzerete dell'audacia, considerando la sincerità dell'autore

Che vi manda a tutti sinceri complimenti e ringraziamenti per vostra accoglienza simpatica.

———————

A Son Altesse

Madame la Duchesse d'AOSTE

trait d'union

FRANCO-ITALIENNE

INTRODUCTION

Avant d'aborder l'étude des eaux minérales, il nous semble opportun de tracer une esquisse sommaire du climat et du sol. En effet, le climat est d'une importance capitale dans la cure thermale et, d'autre part, la nature du terrain nous éclaire souvent sur l'origine et la constitution des sources.

Climat. — L'Italie est une contrée méridionale; commençant un peu au-dessus du 46°, elle descend au-dessous du 37° (Sicile), ce qui fait environ 10 degrés ou 1100 kilomètres. Une ligne tangente à la frontière nord vient couper la France au centre, au-dessus de Clermont.

La partie nord, large et compacte, est entourée par les Alpes occidentales, septentrionales et orientales, immense ceinture, frontière la plus belle qui se puisse rêver; elle est ainsi séparée de la France, de la Suisse et de l'Autriche; c'est la partie continentale. La partie péninsulaire, longue, étroite se développe gracieusement entre deux mers, développement de côtes vraiment exceptionnel.

L'Apennin, se détachant des Alpes maritimes, divise la péninsule en deux régions : côtes de l'Adriatique, côtes de la mer Tyrrhénienne. Tandis que les Alpes dépassent souvent 4000 mètres, la chaîne Apennine n'a qu'un seul sommet approchant de 3000 mètres, c'est le *Sasso* près d'Aquila.

L'Apennin se dirigeant du N.-O. au S.-E., il s'ensuit que les deux régions littorales ont une exposition très différente, d'où la distinction naturelle des climats *transapennin* et *cisapennin*, distinction sur laquelle a insisté Faralli.

La mer étant un modérateur du climat, la péninsule étroite en subit l'influence. Les lacs supérieurs prennent une part plus restreinte à cette action modératrice. Partout se rencontrent des climats de montagne, vu l'étendue des Alpes et de l'Apennin. Tout ceci constitue de grandes variétés climatiques. Ainsi on a pu constater, en 1882, des températures extrêmes : Alexandrie — 18° et Cosenza + 42°, c'est-à-dire un écart de 60 degrés.

D'une manière générale, la ligne isotherme de 10° passe au nord, celle de 15 au centre, celle de 18 au midi. Exceptions nombreuses à cette règle, surtout pour la Corniche jouissant d'une température exceptionnelle.

La division en zones du riz, de l'olivier, de l'oranger et de la canne à sucre, n'est pas plus rigoureuse.

Si l'on considère l'étendue des côtes, la présence des lacs et des grands cours d'eau descendant des Alpes, on s'expliquera les degrés élevés de l'hygromètre. Dans quelques grandes villes la quantité de pluie annuelle dépasse un mètre.

Les vents arrivent de tous les côtés : vers le nord le *maëstro* qui se perd sur la côte ligurienne, N.-O.; la *tramontana* N., *bora* N.-N.-E., *grecco*, N.-E.; le *sirocco* S. et S.-E; le *libeccio* S.-O.; le *levante* et le *ponente* E. et O. Tous ces vents sont souvent déviés par divers obstacles. Les vents du nord sont froids, ceux du sud chauds, énervants; le libeccio est généralement pluvieux, l'Est quelquefois.

Le ciel est souvent pur, pas autant que le disent les poètes ou les touristes enthousiastes. Que de fois j'ai vu les brouillards, la neige, la glace à Turin, à Milan, à Bologne ! En 1852, fin décembre, nous traversâmes le Pô dans un bac par une nuit obscure et glaciale ; en janvier 1870, les voyageurs grelottaient au buffet d'Alexandrie et, plus loin, je voyais le Reno charriant des glaçons. Le brouillard sur l'Arno n'est pas chose rare même en automne.

Les orages sont violents dans le Midi, moins dans le Nord ; ici le régime des pluies fines remplace souvent celui des abats d'eau. En 1852, novembre et décembre, allant tous les matins à l'hôpital de Milan, je fus frappé de la fréquence de ces pluies fines et froides qui me rappelaient celles de Paris. Nous devons opposer à ces exemples ceux de quelques périodes de sécheresse l'été ; à Naples, une année, du 15 mai à fin juillet, je notai seulement 4-5 jours pluvieux.

Les transitions de température du jour au soir et à la nuit sont brusques et accentuées d'autant plus qu'on descend au midi et, souvent, d'autant plus qu'on avance vers la saison chaude. Ceci regarde les malades qui vont aux eaux et, pour eux surtout, il y a nécessité de se garer des refroidissements. Dans les excursions de montagne le passage des cols est dangereux à cause des courants brusques qui vous saisissent. Ces transitions ne sont point particulières à l'Italie ; je les ai observées et subies en Espagne, en Algérie, en Syrie, au Bosphore, etc. En Égypte les nuits sont glaciales après les grosses chaleurs du jour.

Conclusion : il n'y a pas de climat d'Italie pas plus que de climat de France, mais bien des climats italiens régionaux, très divers en dépit de quelques traits communs.

Un mot des marais qu'on ne saurait oublier dans le tableau général de la climatologie italienne. Ils occupent, malheureusement encore, presque le quart de la superficie : sur la Corniche, après nos flaques d'eau du Var, viennent celles de la *Magra* ; puis les rizières du Piémont et du Milanais ; les eaux stagnantes du Mincio autour de Mantoue ; les lagunes de Venise, celles de Ravenne. De l'autre côté, les Maremmes de Toscane, de Livourne à Orbitello ; plus loin, les lacs d'Ostie, enfin les célèbres marais Pontins qui occupent 30,000 hectares. Il y a encore la contrée classique de Pestum. etc.

Les Italiens peuvent se consoler à la vue des progrès accomplis dans les marais Pontins, des conquêtes merveilleuses faites par l'industrie sur le sol marémateux de la Toscane.

Sol. — Les matériaux d'étude ne font pas défaut : il suffit de citer les noms de Stoppani, Omboni, Savi de l'école de Pise ; Capellini, Brocchi, etc. Les musées de Turin au palais Carignan, de Bologne si riche en fossiles, de Rome, de Naples : belle collection des minéraux du Vésuve (1).

Si l'on jette un coup d'œil d'ensemble sur la carte géologique d'Italie, c'est une bigarrure de couleurs indiquant la variété des terrains ; une seule teinte uniforme correspond à la grande plaine quaternaire du Pô. Au nord la ceinture des Alpes avec ses schistes et autres roches cristallines, ses lambeaux triasiques, jurassiques et crétacés.

Dans la chaîne Apennine, beaucoup plus de crétacé que de jurassique ; les terrains tertiaires dominent, en premier l'éocène dont le Macigno forme une masse puissante entre la Toscane et la Lombardie. Les sables pliocènes sont aussi très répandus et facilement entraînés par les eaux.

Les roches éruptives sont le trait dominant : serpentines du Piémont et de la Toscane ; fortes masses dans les Alpes occidentales, entre Savone et Gênes et,

(1) Mes remerciements aux professeurs Parona, Capellini, de Portis, Scacchi, qui m'ont fait aimablement les honneurs de leurs musées.

sur la côte, entre Gênes et la Spezia, puis en Toscane, etc. Les plages génoises sont semées de cailloux serpentineux. Viennent ensuite les porphyres du Trentin et du Vicentin; les basaltes entre Vérone et Vicence; les cônes trachytiques des monts Euganéens; les salses de l'Émilie; les *lagoni*, producteurs d'acide borique.

La partie la plus intéressante est la la zone éruptive partant du mont Amiata et de Radicofani pour aller se perdre en Basilicate à Vulture. Là se trouvent les cônes trachytiques, les laves et les tufs, les lacs-cratères, les *soffioni*, les aluns, etc.; enfin le Vésuve et les champs phlégréens; en Sicile, c'est l'Etna. Ces deux grands volcans modernes semblent reliés entre eux par les bouches toujours fumantes de Lipari.

Les laves, les tufs, les conglomérats ont produit des terrains nouveaux superficiels d'une grande puissance. En même temps les eaux minérales créaient des masses de travertin qui modifiaient les reliefs du sol. Nous reviendrons sur tous ces points (1).

Eaux minérales. — L'examen du phénomène éruptif, si grandiose tout le long de la péninsule, nous fait saisir *à priori* l'importance du phénomène thermominéral qui n'en est qu'un corollaire. En effet, l'Italie est une des contrées de l'Europe les plus riches en sources médicinales. Leurs titres de noblesse remontent souvent au moyen âge, souvent à l'époque romaine. Les ruines romaines des stations thermales ne sont ni aussi nombreuses, ni si bien conservées que dans la Gaule. Je n'ai rencontré en Italie rien qui vaille les piscines d'*Aquæ Sextiæ* et d'Évaux; les puits romains de Bourbon-l'Archambault, de B. Lancy de Plombières, etc. La cause en est probablement dans

(1) La carte géologique de l'Italie est très claire au point de vue de la typographie, des annotations et des couleurs.

la destruction plus complète par les barbares des monuments placés au centre de la domination romaine. Il y a encore à cet égard, bien des coins à fouiller.

Cependant les eaux italiennes sont mal connues, mal appréciées à l'étranger. Cela s'explique par la distance du centre européen, par quelques imperfections de climat, par des installations tardives, par le défaut de réclame.

Aujourd'hui, progrès dans toutes les régions; à citer les nouveaux établissements d'Acqui, de Battaglia, de Riolo, du golfe de Naples, d'Aci Reale, etc. De nouveaux horizons s'ouvrent à l'hydrologie.

La vie aux eaux ressemble à la nôtre : société gaie et liante; mêmes heures de repas et de promenades; même indiscipline au point de vue du traitement. Saisons courtes même dans les endroits chauds. Les prix de toutes choses sont plus modérés que dans nos stations; la cuisine est souvent à la française.

Les eaux qui nous occupent se caractérisent par plusieurs points : température élevée, Abano 86, Ischia près de 100; débit abondant de plusieurs milles mètres cubes et, parfois, formant une rivière thermale (*Acque Albule*). Présence de gaz hydrogène carboné et de pétrole; association fréquente de l'acide sulfhydrique au carbonique; association des chlorures aux principes sulfurés; ce qui, en France, est une exception, mais ce qui se retrouve en Espagne, en Hongrie.

En général, ces eaux sont des salines mixtes d'une constitution assez compliquée. Elles échappent à la classification chimique. Voyez les classes des bicarbonates sodiques et calciques de Garelli; ce sont des cadres presque vides. L'auteur est obligé de transporter la même eau dans plusieurs classes; or, le transport n'est pas favorable aux Eaux.

Quoi qu'il en soit, justice soit rendue à Garelli pour avoir publié en 1864 un livre clair et complet; pour avoir mis un terme à la confusion des analyses en adoptant le système décimal; pour n'avoir pas douté de l'avenir des eaux d'Italie. — Un peu plus tard le livre de Marieni, véritable compendium, fournissait de précieux détails sur les stations, les rangeant par ordre alphabétique, Schivardi a suivi le même procédé. Son esprit clair et pratique a évité l'écueil d'un classement forcé.

Je ne dis pas qu'il faille proscrire la classification chimique, mais il n'est pas bon de s'y assujettir comme l'ont fait nos auteurs français. Plusieurs bons esprits, en Italie, ont modifié cette classification. Je me servirai comme eux et comme les auteurs allemands du terme d'alcalines, d'alcalines-mixtes, de salines, mots qui correspondent mieux à la composition complexe des agrégats minéraux. J'appellerai thermales simples les sources qui n'ont que la chaleur pour les distinguer; eaux de table, les simples gazeuses; eaux purgatives, celles employées comme cathartiques. Mes confrères praticiens me comprendront. Ce ne sont pas des élèves suivant un cours et ayant besoin de formules qui font tout entrer dans des cadres.

Oserai-je vous proposer un autre système ? c'est le classement par régions, par groupes régionaux où vous trouverez des analogies de climat et de terrains, parfois aussi des rapprochements de minéralisation. Par exemple : au pied des Alpes ce sont des altitudes jouissant d'un climat frais l'été et beaucoup d'eaux peu minéralisées, ferrugineuses. Dans l'Émilie, des eaux salées, carburées, bitumineuses; en Toscane des sources abondantes, chaudes, sulfatées calciques; dans la grande zone volcanique des eaux gazeuses, sulfureuses, alcalines, salées, ferrugineuses; lesquelles semblent emprunter aux entrailles de la terre entr'ouverte tous les éléments hydrologiques.

Ce procédé, moins scientifique en apparence, me

paraît plus pratique et il m'a été utile au point de vue du groupement et de l'hydrologie comparée. Ainsi les eaux de Bohême, du Taunus, des Vosges, d'Auvergne, des Pyrénées ont leur physionomie spéciale. Un certain nombre s'écartent du type général; ce type n'en existe pas moins et de là même découlent beaucoup d'analogies thérapeutiques. Les groupes ne correspondent pas toujours à la latitude.

J'ai fait de nombreux emprunts aux traités italiens de balnéothérapie, en particulier au livre substantiel de Schivardi; également au *Guide des bains d'Italie* 1894, rédigé par mon excellent ami Vinaj.

STATIONS TRANSAPENNINES

Elles occupent les contreforts des Alpes et la grande plaine du Pô. Les stations de montagne sont parfois d'un abord difficile, étant éloignées des gares; mais leur altitude, qui dépasse souvent 1.000 m., leur assure un climat d'été plus tonique et l'absence des miasmes; il en est même dont la situation élevée fait presque toute la valeur. Les villes d'Eaux de la plaine ont, au contraire, l'inconvénient d'une chaleur pénible en temps de canicule et de l'humidité provenant des Rizières, des lacs et eaux stagnantes; enfin, des nombreuses rivières qui débouchent dans l'Adriatique. Il suffit de nommer le Pô, le Tessin, l'Adda, le Mincio, l'Adige, la Brenta, la Piave, etc. Le vent du N.-E. souffle parfois violemment n'étant plus arrêté par la barrière des Alpes.

Vinadio et Valdieri se présentent les premières sur la frontière française des Alpes-Maritimes. Chemin de fer de Cuneo et plusieurs heures de voiture. Climat sain, tonique. Altitude 13-1.400 m., montagnes élevées qui protègent des vents froids; suivant les dernières observations à Vinadio (*Idrologia e Climatologia*, 1897), la température moyenne de juillet et août serait de 17°; l'hygromètre un peu au-dessous de 60; 5-6° thermométriques de moins qu'à Turin et moitié moins de pluie ; la pluie produit un refroidissement subit. Les saisons sont courtes comme au Mont-Dore (juillet-août). Les sources d'eau potable à 4° indiquent la rigueur du climat.

Les roches granitiques dominent, puis les roches triasiques ; quelques émersions trachytiques et serpentineuses. Il y a des mines de plomb argentifère.

Vinadio avait un ancien établissement qu'un autre plus moderne est venu compléter.

L'eau minérale a 33-63°, une odeur hépatique nette ; l'analyse de 1876 mentionne SH 0,024 et un demi-gramme de sels communs. Les algues (*muffe*) sont une sorte de glairine ; des terres imbibées d'eau minérale forment les boues (*fanghi*).

Les étuves (*stufe*) ont fait la vieille réputation de Vinadio ; Marchisio nous a renseignés sur cette médication en 1884 et en 1886 à Biarritz.

Ce sont des grottes dans la roche, fermées par des portes comme à Cransac et munies de vestiaires. La température est de 45 à 50°, en sorte qu'on n'y reste pas plus de 15′. Les effets en sont très marqués : pouls de 70-120 ; température s'élève de 1-2° ; respiration 18-36.

L'afflux sanguin périphérique congestionne la peau et produit une perte de sueur de plus d'un kilo, puis des dépôts uriques. L'amaigrissement ne dure pas quand les fonctions digestives se relèvent. Les sujets nerveux ne supportent pas bien l'épreuve.

Les indications s'appliquent aux arthritiques chez lesquels se réveillent les douleurs ; aux névralgies, aux paralysies ; aux bronchitiques, aux syphilitiques. Les maladies rénales s'amendent par la décongestion, néphrite albumineuse. Mentionnons encore l'obésité. Les maladies du cœur ne sont pas toujours une contre-indication.

Valdieri possède un bel établissement pour 300 personnes, plusieurs sources abondantes : l'une à 69°, d'autres tempérées ; peu de gaz SH ; une minéralisation de 0,25. C'est donc une thermale simple.

Des algues, des boues, une grotte de sudation en font un diminutif de Vinadio. Rhumatismes, affections cutanées, paralysies, etc.

Ceresole Reale. — Ligne Turin-Cuorgné ; long trajet de voiture, situation pittoresque sur l'*Orco* (Alpes grecques). Ascensions intéressantes. Altitude, 1550 m. La vallée, assez ensoleillée, est abritée du Nord ; belles forêts de conifères. Moyenne de l'été 15-18°.

La source sort du gneiss, fonderie de fer voisine ; température 9°, débit faible. Minéralisation environ 2 gr. où dominent les bicarbonates terreux. L'analyse de 1880 indique 0,18 de bicarbonate ferreux, chiffre très élevé et quelques millig. de sel arsénical. Gaz CO^2 abondant.

Eau diurétique, digestive, tonique, augmente les forces et le poids du corps, le climat s'ajoutant.

Indications principales : Chloro-anémies et convalescencee ; débilités urbaines ; dyspepsies , intoxication marémateuse ; catarrhe vésical, gravelle.

Pré Saint-Didier. — Courmayeur. — Chemin de fer Turin-Aoste ; puis 3-4 heures de voiture. Situation pittoresque au pied du Mont-Blanc. Excursions de montagne. Altitude, 1.000 m. pour la première, 1.200 pour la seconde, température estivale 18.20 pendant les deux mois que dure la saison. Établissements modestes, convenables; hôtels assez bons, modérés.

L'eau de Saint-Didier a 34° et un débit permettant les bains à eau courante, une minéralisation faible; moins de fer qu'on ne l'a dit, de l'arsenic dans les dépôts. — Chloro-anémies, rhumatismes, maladies cutanées, vieilles plaies, etc.

L'eau de Courmayeur est assez gazeuse, mais froide; faiblement minéralisée, peu ferrugineuse. Les sources Saint-Jean et Marguerite ont assez de sulfate de chaux pour trouver des applications aux voies urinaires malades.

Saint-Vincent, dans la même vallée d'Aoste, n'est qu'à 600 m. Eau froide, plus riche en sels surtout en sulfate de soude, ce qui la rend purgative.

BORMIO

Laissant de côté *Acqua Rossa*, qui est en Suisse, nous arrivons à une station importante, la plus septentrionale de l'Italie. De Tirano, 5 à 6 heures de voiture par la longue vallée de la Valteline, terre fertile où prospèrent la vigne, le maïs et autres cultures. Le pays change d'aspect après Bolladore d'où se voit perchée l'église de Sondalo. La route tournant au nord, la vallée se rétrécit et s'assombrit; c'est le *paese freddo* et les défilés où Garibaldi combattit les Autrichiens. Les schistes, dont la désagrégation est une cause de fertilité, ont fait place aux roches cristallines: quartzite, syénite, porphyre, etc.

Ajoutez les éboulis de l'Adda, torrent dévastateur, lequel m'a rappelé le Bastan de Barèges. Plus loin, la vallée de Bormio plus ouverte, toujours sauvage. Le village est à 3 kilom. des Bains.

L'hôtel occupe une admirable situation : voisin de la gorge où roule avec fracas le torrent, au pied du *Braulio*, il a vue, de sa terrasse, sur quatre vallées : Valteline, *Dentro*, *Viola*, *Furva*. Les montagnes neigeuses *Gobetta*, *Cima di Piazzi*, s'élèvent de 3 à 4000 m. Enfin c'est la route du *Stelvio*, le plus haut passage carrossable. Aussi l'hôtel est-il, pour les touristes, un point d'arrêt où se pressent landaus et voitures de poste.

Bains. — L'hôtel, vaste et solide construction de 1835, peut abriter 150 personnes. Bien tenu ; bonne pension, 10-12 francs.

Les bains se prennent dans la maison : une vingtaine de cabinets d'un cube de 25-30 m., grandes baignoires de marbre comme à Ragatz. Deux piscines, l'une de 20, l'autre de 30 m. superficiels où la natation est possible. L'eau descend de l'ancien établissement, parcours 700 m. La différence de niveau serait de 90 m., d'après mes mesures.

La montée aux *vieux Bains* demande 15-20' à travers les nouveaux bosquets. L'hôtel, plus modeste, plus petit, ne reçoit que des malades peu aisés. Le site est encore plus grandiose, c'est un nid d'aigle dans les rochers. Les cabinets, plus petits, ont des baignoires en bois, comme autrefois à Saint-Moritz. Les piscines en bois à eau courante ; bassins à boues formées par les algues et répandant une odeur sulfureuse.

L'origine romaine des vieux bains est-elle bien

prouvée par les noms des sources de Pline et des Ostrogoths ? En tout cas, je certifie que le bain dit romain n'est pas un *opus romanum.*

Climat ; sol. — Des observations prises au Kurhauss il résulte : pression moyenne 662, température moyenne 7°, hivernale 0, estivale (juillet-août) 16, soleil vif la journée, soirées fraîches. Moyenne hygrom. 63°. Les vents variables à cause des quatre vallées, la bonne saison ne dure que deux mois (1).

La fontaine *Sant' Antonio,* 1150 m., m'a donné 7°, très peu au-dessous de la moyenne du lieu.

La montagne des sources est constituée par des masses de dolomie du trias superposées au gneiss. D'après Planta Reichenau (auquel j'ai fait visite dans son château de Reichenau), les schistes vert foncé intercalés seraient l'origine des filets thermaux. J'ai remarqué de forts plissements dans les strates calcaires. D'après Théobald de Coire, les couches, s'inclinant en sens opposé, forment une espèce de cuvette au fond de laquelle se rassemblent les eaux météoriques pour y puiser la chaleur. Il a exposé la même théorie au sujet de Ragatz.

Le mont Braulio offre des traces d'anciennes mines ; la fonderie se voit près du torrent. La concordance des filons métallifères a son intérêt. Il y a aussi des gypses.

Sources. — Des sept sources mentionnées la plus chaude est *San Martino* 40-42°. Au griffon de la source de Pline j'ai trouvé 37, un autre jour 39. Ces variations sont plus marquées en temps de grosse

(1) Le Dr Oldoini, qui a parlé de Bormio en fort bons termes, y a songé pour une station climatique d'été et même d'hiver.

pluie ou de neige. Les filets thermaux de l'Adda ne se découvrent qu'aux eaux basses.

Le débit total est de 14-1500 m. c. Bormio, nous dit Oldoini, n'a de rivales que Louèche et Teplitz ; il oublie que, sans sortir de l'Italie, quelques eaux de Toscane dépassent 3 000 m. c. tandis que Teplitz n'en a que 2 400 ; que les *Acque Albule* forment une rivière au point de sortie, que Bath en Angleterre est aussi abondante que Teplitz ; que Carlsbad compte un débit plus que double. Je m'arrête, n'ayant que l'embarras du choix. Quoi qu'il en soit, le débit de Bormio est remarquable.

L'analyse de P. Reichenau, 1860, nous apprend que l'eau est peu gazeuse, que ses matériaux ne dépassent pas 1 gramme, presque tous sels de chaux et de magnésie, sulfates dominant, peu de silice.

Les rochers sont couverts de tufs et d'algues. Ces tufs que j'ai recueillis ont une apparence pierreuse et une structure zonaire. La matière organique s'y décèle par une forte odeur au feu et une mousse visqueuse à la suite du traitement par les acides. Effervescence vive et soluté calcaire, peu magnésien, peu ferrugineux. On a peine à s'expliquer la puissance de ces dépôts avec si peu de carbonate calcaire.

L'eau commune m'a donné 7° hydrotim., excellent titre. Quant aux fontaines minérales, je n'hésite pas à les déclarer thermales simples, comme tant d'autres eaux de montagne.

Usage médical. — L'agent minéral s'emploie surtout en bains ; puis les algues en applications diverses. Le bain de piscine m'a paru onctueux et suivi de bien-être. Dans les baignoires il est possible de prendre ses ébats, vu leur dimension ; le tube en caoutchouc, plongeant, entretient une température constante. Une coutume de B.-l'Archambault se retrouve ici : les ventouses *Coppette* adjuvants de la cure.

Une vieille tradition conduit ici les rhumatisants et les herpétiques. L'arthritis et la goutte chronique trouvent soulagement, syphilis ancienne, même pellagre. Les névroses en général, la névralgie sciatique, les paralysies douloureuses. La fréquence des maladies utérines a consacré le nom de *thermæ mulierum*. Ajoutons les suites du traumatisme. Levier m'a assuré que les tuberculeux s'amélioraient ; sans doute le climat.

Je me suis étendu sur Bormio à cause de sa situation merveilleuse, de son climat qui peut faire concurrence à Leysin, comme l'a dit Oldoini ; à cause de ses qualités d'eau de montagne qui la rapprochent de Louèche, de Ragatz, de Wildbad, de Teplitz et, chez nous, de Luxeuil, de Néris, etc. Si les Suisses possédaient ce coin de terre, que de brochures sensationnelles auraient vu le jour !

Santa-Caterina. — Ce petit bain peut se visiter en remontant la vallée de la Furva par une route qui n'est pas commode aux grandes voitures, parcours 3 heures.

L'établissement, assez vaste, présente l'aspect d'une caserne. L'altitude dépasse 1700 m., un peu moins que Saint-Moritz. Le climat y est néanmoins plus dur, à cause de la disposition différente des deux vallées. La neige n'y est pas rare durant la courte saison d'été.

L'eau a seulement 5-6° ; la plus froide des ferrugineuses selon Schivardi. Cependant je n'ai jamais trouvé plus de 5· à la fontaine de Paracelse de Saint-Moritz. Eau piquante par son gaz, styptique par son fer, bicarbonate ferreux 0,09, ce qui la classe dans les ferrugineuses fortes; du reste faiblement minéralisée. Débit faible, ne permettant qu'un petit nombre de bains. Indications des eaux martiales, le climat tonique aidant, car c'est le bain le plus élevé de l'Italie.

La station de *Masino* dans la Valteline ne nous arrêtera pas; il faut plusieurs heures de voiture. Eau chaude, peu minéralisée. L'hydrothérapie se fait avec une source froide.

Nous allons dire quelques mots des sources autrichiennes du Trentin dont les auteurs italiens se sont beaucoup occupés.

Le Trentin nous offre un groupe d'eaux ferrugineuses fort remarquable. Il faut distinguer *Rabbi* et *Pejo* bicarbonatées, de *Levico* et *Roncegno* sulfatées et arsenicales. Ces dernières ne sont, nous le verrons plus tard, que des eaux de mines dont la valeur a été exagérée.

Pejo et Rabbi. — De Trente ou de la station de Saint-Michel, longues heures de voiture. Installations imparfaites. L'altitude d'environ 600 m. ne correspond pas à un vrai climat de montagne.

Ces sources ont une température basse 9-10°, peu différente de la moyenne annuelle. Débit peu abondant de 25-50 m. c., Pejo contient 7 à 8 centigrammes de bicarbonate ferreux, Rabbi davantage. Les analyses laissent à désirer. L'exportation dans le nord de l'Italie est considérable. Les médecins des hôpitaux de Milan et de Venise m'en ont dit grand bien ; ils m'ont fait constater la conservation du gaz et du fer ; elles restent piquantes et styptiques. Leur faible minéralisation les rend agréables à boire.

Levico. — De Trente, 2 heures de voiture. Etablissement important, hôtels et villas. L'importance s'est accrue dans ces derniers temps et le nombre des malades a dépassé 1,000.

L'altitude de 520 m. ne comporte pas un climat de montagne ; mais il faut mentionner l'établissement d'en haut, 14-1500 m., où la route ne se fait qu'à cheval. Ce fut un grand inconvénient jusqu'au moment où l'eau minérale put descendre par des conduits de bois.

La contrée est métallifère : galène, blende, pyrites de fer et de cuivre, limonites, mispickel ou arséniosulfure de fer. Les deux sources du *Vetriolo* et de l'*Ocra* sortent de deux cavernes de ce nom.

Le débit est peu abondant, la température de 8-10°, la réaction très acide, le goût styptique intolérable pour la source forte. Au commencement du siècle, de grands débats se sont élevés sur la teneur arsénicale.

L'analyse de Barth et Weidel a donné un nouveau relief à la station. Le Vetriolo a une forte proportion d'acide SO^3 libre ; près de 4 gr. de sulfates ferreux ou ferriques ; 0,05 de sulfate de cuivre, une forte proportion d'alun. Enfin acide arsénieux 0,009. Source unique avec ses neuf milligrammes, disent les auteurs, et ils la comparent à d'autres eaux moins riches telles que Wildbad et Rippoldsau, à Plombières qui n'avait rien à faire ici, oubliant la Bourboule dont les 7 millig. d'arsenic représentent plus de 9 millig. d'acide arsénieux. Voilà comment on écrit l'histoire.

Le Vetriolo ne peut se boire pur ; c'est l'Ocra moins minéralisée.

Roncegno. — De Trente, 3 h. de voiture. Station nouvelle que prônent quelques médecins. Grand établissement à deux ailes et hydrothérapie. Environ un millier de visiteurs.

Eau froide, sulfatée ferrugineuse, arsénicale ; c'est un diminutif de Levico.

Outre les indications des eaux martiales fortes, celles-ci, très sulfatées et arsénicales, s'appliquent aux débilités organiques et cachexies ; aux affections cutanées rebelles, aux hémorrhagies dites passives ; aux flux catarrhaux et dysentériques.

Elles ont été comparées à Auteuil qui ne présente plus aujourd'hui les mêmes éléments ; la source Richard de Cransac n'existe plus. Elles se rapprochent de la Catulliana de Recoaro et de Tintorini, à Monte Catini ; Ronneby, en Suède, est aussi riche en sulfate de fer, j'en ai goûté sur place.

RECOARO

De Vicence ou de la station de Tavernelle 3-4 h. de voiture par une bonne route.

Situation au fond du val d'*Agno* et au pied du Spitz qui la sépare du Trentin. La ville est dans la partie basse, la ville thermale sur la hauteur. Là est la source principale, la terrasse à arcades, le grand hôtel *Bagni e Giorgetti*, rendez-vous de la société élégante ; le grand établissement : Casino, bains d'eau minérale, russes, turcs, hydrothérapie. Il y a plus loin un hôpital militaire pour une centaine d'officiers et de soldats et un petit hospice civil.

Recoaro n'est connu que depuis deux siècles ; c'est un des endroits les plus courus ; en 1875 la Curliste indiquait environ 8,000 buveurs ou touristes. Jolies excursions à pied, à ânes dans la vallée, au Spitz, à Santa-Giuliana.

Climat. — La latitude 46°, presque à l'extrême nord de l'Italie, l'altitude environ 500 m. correspondent à une moyenne estivale de 18-20°. Vers fin août j'ai trouvé une moyenne supérieure de 2 à 3° ; mais je ne saurais oublier la chaleur de 1875, 34° à Vicence et encore plus à Milan. Recoaro était frais par comparaison. Du reste les journées de juillet et d'août sont très chaudes et les baigneurs font la sieste jusqu'à 4 h. moment des excursions ; le mouvement succède au repos. Le souper à 8 h. comme en Allemagne.

Les observations de 1883-93 indiquent pour l'été un maximum de 33° et un minimum de 3. Pluie 250 c.c. J'ai trouvé fin août 70° pour l'humidité. Quant à la moyenne, je la crois de 11° vu l'examen des eaux douces.

Dans la vallée d'Agno se voient la vigne, le maïs, noyers, châtaigniers, mûriers. J'ai trouvé le maïs et les noyers jusqu'à 1.000 m. dans la vallée de Fongara.

Les fraîcheurs du soir et quelques brouillards de montagne font partir les étrangers dans la première quinzaine de septembre, ce qui raccourcit la saison.

En somme, Recoaro jouit d'un climat sain ; le

séjour y est agréable et gai, grâce à la bonne société qui s'y réunit.

Terrain. — Dans un travail déjà ancien j'ai essayé de résumer les faits géologiques (1). Consulter l'article substantiel d'Omboni (2). Là se trouvent résumées les observations des savants Pasini, Murchison, de Buch, Brongniart, d'Archiac, Tournouer, Hébert, de Verneuil.

Entre l'Adige et la Brenta s'ouvre la vallée d'Agno, où Recoaro paraît comme dans un entonnoir. Là sont les micaschistes, les grès ferrugineux couronnés par les calcaires jurassiques des sommets; le jurassique fournit des marbres roses, tels que ceux du cirque de Vérone.

Les roches éruptives sont représentées par les porphyres parmi lesquels le filon de Fongara d'une étendue remarquable. J'en ai pris sur place un échantillon semé de cristaux noirs de pyroxène.

Puis les diorites, la dolérite variété de basalte qui accompagne les filets aqueux, au travers des micaschistes. J'ai retiré beaucoup de fer des micaschistes et des grès. Dans les environs se rencontrent les oxydes du fer oligiste, hématite, limonite. En même temps la galène argentifère, la blende ; enfin les amas gypseux, le pétrole à Valdagno. Les basaltes du Vicentin sont proches.

Cette région est donc un vrai champ d'études géologiques, tourmentée par les soulèvements de roches éruptives. Du haut du sanctuaire de S. Giuliana et du haut de l'église de Fongara, la vue, plongeant sur les vallées, donne une idée de dislocations.

(1) *Bulletin de la Société géologique* 1876.
(2) *Atti della Società italiana*, tome V.

Sources. — Décrire toutes les sources nous entrainerait un peu loin ; deux groupes principaux : 1° *Lelia, Lorgna, Amara*; 2° *Giuliana, Franco, Capitello* plus loin du centre. La température de la principale, Lelia, est de 11°. Le débit du premier groupe ne dépasse pas 15 m. c. Le gaz atteint près d'un volume pour la plus gazeuse.

La Lelia que nous prenons pour type a 2-3 gram. de sels, sulfate de chaux dominant ; 0,06 de bicarbonate ferreux, ce qui la place en bon rang. L'eau, transportée à Milan, m'a donné des résultats nets par les réactifs du fer.

La *Catulliana* ou *Civillina* n'a aucun rapport avec les autres. Deux heures de marche m'ont conduit dans cette région à 850 m. d'altitude. Le bassin de la source a été creusé pour y conduire l'eau douce. Au milieu d'un terrain argileux,les pyrites de fer, de cuivre et d'arsenic se sont décomposées, fournissant les matériaux à la lixiviation.

L'eau sur place est jaune, très acide, très styptique, impossible à boire. Elle contient : sulfate de fer plus de 3 gr. ; un peu de sulfate de manganèse, un peu de cuivre, arseniate de fer 0,008, plus de 3 gr. de sulfates terreux. Sur un échantillon envoyé j'ai trouvé près de 2 gr. de fer. N'oublions pas que, dans ces eaux de mines, les dosages ne sont jamais constants. En diluant avec 100 parties d'eau une partie d'eau minérale j'ai obtenu des colorations vives par les réactifs du fer.

Applications. —- En ce qui concerne la médecine thermale, je renvoie aux publications de mes distingués confrères Chiminelli et Faralli dont j'ai pu apprécier la valeur clinique.

L'eau se prescrit plutôt en boisson, le débit ne permettant qu'un nombre limité de bains. Le matin, la foule se porte sur la terrasse ou sous les arcades en temps de pluie. Les buveurs sont plus rares après midi, ils boivent aussi aux repas. La dose de 1–2 litres n'est que trop souvent dépassée par les impatients et les indisciplinés, Bologna s'en plaignait (1). J'ai souvenir d'une malade vantant les prouesses de son frère qui buvait 30 verres (10 litres) en sa journée.

La Lelia a un goût piquant, styptique et un arrière-goût séléniteux ; elle produit l'ébriété gazeuse chez quelques-uns, une ou deux tasses de café m'ont paru le meilleur correctif. Aux effets diurétiques et laxatifs dus aux sels calcaires s'ajoute la tonicité de l'action du fer.

J'ai eu l'occasion d'observer nombre d'anémiques, plusieurs venant des pays chauds où la réputation de Recoaro est faite. Les névroses sont souvent liées à l'état anémique. Débilités génitales dans les deux sexes et, chez la femme, la série des flux utérins et engorgements atoniques, jusqu'à la stérilité que réclament presque toutes les eaux de cette classe.

Vers le tube digestif les gastralgies, dyspepsies, catarrhes intestinaux, calculs biliaires et légères atteintes au foie. Maladies des voies urinaires. Suites de fièvres paludéennes, tenir compte du changement de climat.

Les eaux en question doivent une partie de leurs effets curatifs aux sels qui accompagnent le fer. Laxa-

---

(1) Credono che per ottenere la salute si debbano cambiarsi in viventi acquedotti.

tives au lieu d'être constipantes à l'instar d'autres ferrugineux, elles trouvent des applications qui les rapprochent de nos sulfatées calciques de Contrexéville, Vittel et Capvern.

Les indications de la Civillina sont les mêmes que celles de Levico et de Roncegno. Ajoutons que les sources bi-carbonatées de Recoaro ont une valeur supérieure et qu'elles se placent à côté de S. Caterina, S. Moritz, Spa, etc. Leur exportation est considérable.

S. Pellegrino. — A 2 heures de voiture de Bergame, se recommande par une ancienne renommée et les souvenirs du Tasse. Établissement convenable.

Son altitude qui dépasse 400 m. n'en fait pas tout à fait une eau de montagne. Elle est abondante, tiède, peu minéralisée. On l'a dit iodurée; la présence du carbonate de fer, 0,05, devrait la rapprocher de Recoaro. Maladies des voies digestives et de reins. Société lombarde.

Trescore. — **Environs de Bergame**. — Long article de Marieni. Anciens établissement du XVe siècle, abandonnés. Aujourd'hui ils sont nombreux.

L'attitude, 200 m., station de plaine avec sa chaleur d'été assez incommode. L'ancienne source *S. Pancrazio* avait fait parler d'elle au point de vue de l'iode. Les nouvelles ont accru les débits, température 15-16°; minéralisation faible, acide sulfhydrique, boues avec les dépôts et les terres, procédés d'Acqui.

Les gens du pays en boivent à forte dose. Indications trop multipliées par des vues théoriques, non confirmées en analyse.

Nous descendons dans la plaine lombarde où se présentent, en première ligne, deux bains importants de vieille renommée, connus des Romains : Acqui et Abano dont les boues font une spécialité.

ACQUI

Station de Chemin de fer à une heure de la grande ville d'Alexandrie. Acqui est situé sur la rive gauche de la *Bormida* ; sur la place du *Ghetto* sort toute fumante la fameuse source la *Bollente*.

Le nouvel établissement que la ville eut l'heureuse idée de créer pour utiliser la dite fontaine, se présente bien avec sa façade monumentale. Il a des piscines, une vingtaine de cabinets spacieux, des salles de douches, d'inhalation, de massage. L'eau thermale le chauffe de façon à permettre une cure d'hiver ; le même chauffage sert à une culture artificielle du jardin. Les prix y sont modérés ; tout cela est un véritable progrès.

Les anciens établissements sont au-delà de la rivière ; on y arrive, en un quart d'heure, par une grande allée et un beau pont.

L'établissement civil est un ancien et grand bâtiment, à deux ailes, badigeonné en jaune, entouré d'un beau jardin ; salles de réunion, vastes couloirs de dégagement, chambres grandes, quelques-unes au rez-de-chaussée, lambrissées en bois. Là sont les cabinets de bains au nombre d'une centaine ; baignoires en marbre, en bois pour la boue. De récentes améliorations y ont introduit les traitements les plus variés. Certains cabinets m'ont paru trop petits.

L'établissement des indigents donne le traitement gratuit à 1200 malades par an.

L'hôpital militaire loge 150 officiers ou soldats ; il a ses piscines, ses cabinets, son eau chaude, ses réservoirs de boue, etc.

Acqui offre quelques distractions, mais ce n'est pas un lieu de plaisir ; les environs n'ont rien d'attrayant ; il y passe 4 ou 5.000 malades par saison.

Climat ; sol. — L'altitude, 165 m., met la ville à l'abri des miasmes marémateux, non de la chaleur très forte l'été. Du côté de la Bormida une certaine humidité. La saison finit, comme ailleurs, à mi-septembre.

Les rives de la Bormida se composent de marnes miocènes, instables, en dégradation perpétuelle, ce qui a nécessité un énorme mur de protection. En 1679, le *Stregone*, montagne des sources, avait ruiné l'établissement primitif. Dans la vallée de la Bormida |qui coule O.-E., et dans la petite vallée transwersale du *Tirone* ce n'est qu'éboulements. Les roches serpentineuses apparaissent sur les routes de Savone et de Gênes.

Sources. — La Bollente sort d'un puits couvert par deux gros tubes qui donnaient chacun 400 litres par minute, soit en tout 1150 m. c. en 24 heures. Il paraît que le débit a diminué. J'ai toujours trouvé 75°, à peu près la température du robinet romain de Plombières ou du Sprudel de Carlsbad. La Bollente sert toujours aux usages culinaires, non plus entièrement depuis le bain de la ville qui en réclame sa part. L'eau m'a paru très peu sulfureuse et légèrement salée.

Les sources dites *terme Oltre Bormida* émergent,

dans un rayon assez étendu, des terrains marneux du Stregone, au voisinage des bâtiments décrits plus haut. Des bassins de boue murés reçoivent les eaux fumantes dont les grosses bulles révèlent la présence de l'azote. Le grand bassin, *lago del fango*, a près de 500 m. superficiels sur une profondeur de 5. Le débit des sources a été évalué à 4-500 m. c. ; temp. 45-50°. L'analyse de Bunsen fixe la teneur en sels à 2 gr. 3, le Chlorure de Sodium dominant ; traces de Borax, de Lithine, de Strontiane n'ajoutant rien d'actif.

L'eau isolée de *Ravanasco* n'a que 20° ; elle est sulfureuse et se boit comme telle. SH 20 c. cubes.

Boues. — La boue des bassins ressemble à du mortier ; elle a une odeur hépatique, un goût styptique ; elle renferme de la silice, de l'alumine, des oxydes de fer, des carbonates et sulfates terreux. Elle trempe dans les bassins d'où les garçons baigneurs la tirent le soir ; séchée, elle retourne aux réservoirs où elle prend une trempe nouvelle ; boue précieuse, ménagée à grand soin.

L'application se fait sur un petit lit à paillasson qui est enduit d'une couche ; une autre couche enveloppe le corps du patient d'un énorme cataplasme boueux très chaud. Au bout d'une demi-heure environ, bain laveur. Ces opérations se font le matin, les bains minéraux l'après-midi.

Les boues entretiennent à la peau un mouvement fluxionnaire qui n'est pas à négliger en tant que stimulant et révulsif. Les bains agissent à la façon des eaux chaudes, faiblement chlorurées ; traitement actif dans son ensemble et jouissant d'une vogue méritée.

Voyez pour la clinique le guide de Schivardi qui
y pratiqua : rhumatisme sous toutes ses formes,
arthrite chronique, déformante ; rétractions et
ankyloses et suites des blessures de guerre, scrofule
profonde, ganglionnaire, osseuse ; névralgies rebelles, paralysies.

ABANO

Nous rangeons sous ladite rubrique une série de
villes thermales *Abano*, *Montegrotto*, *Battaglia* et, en
sous-ordre, *Monteortone* et *Montagnone*, lesquelles
s'échelonnent sur une longueur de 8-10 kilom.
ligne de Venise, Padoue, Bologne.

Les Romains avaient fixé leur attention sur ces
eaux chaudes *Aquæ Aponenses* de Pline. Il paraît que
Théodorie répara ces thermes. Savonarole et Mor-
gagni en font mention ; il est souvent question dans
les anciens auteurs, des *Terme Euganee*.

Climat ; sol. — Ce pays, voisin des embouchures du
Pô, est plat et marécageux ; presque au niveau de
la mer, il en reçoit les effluves humides joints à
ceux des lagunes, ce qui rend incommode la chaleur estivale ; la quantité de pluie approche de 1 m.
Les sommets coniques des monts Euganéens qui se
dressent sur la droite, venant de Padoue, apportent
la note pittoresque ; le mont *Selice* reste isolé à
gauche. Ladite chaîne a une cinquantaine de kilomètres de long et ne dépasse pas une hauteur de
600 m. Spallanzani croit que ces cônes étaient
autant d'îles dans une mer ancienne.

Ce sont des trachytes pliocènes correspondant,

peut-être, au dernier soulèvement de l'Apennin, trachytes à sanidine, souvent porphyroïdes ; quelques basaltes moins élevés. De plus, rétinites, perlites gris vert ; marbres métamorphiques du crétacé. Ces cônes volcaniques ne sont pas sans analogie avec ceux d'Auvergne ou d'Olot en Catalogne. Les basaltes du Vicentin ne sont pas éloignés ; c'est un pays essentiellement volcanique.

Abano est à 9 kilom. de Padoue sur le versant oriental de la chaîne. Plusieurs maisons, entre autres *Orologio*, *Tedeschini*, logent près de 500 personnes. Chambres grandes, un peu nues, une soixantaine de cabinets à baignoires de marbre. Petit hospice pour indigents.

La colline voisine de S.-Daniel appartient à la variété domite. Rien de curieux comme la masse calcaire du mont *Irone* qui a près de 300 m. de circuit et dont les inégalités, criblées de fissures, rendent la marche pénible.

Sources. — Les filets thermaux sortent fumants d'une foule de petits cratères ; l'un d'eux a fait monter mon thermomètre à 86°, à peu près la thermalité de Chaudes-Aigues ; odeur bitumineuse, goût salé, amer, bulles gazeuses. L'analyse de Ragazzini donne CO^2,SH et azote dominant, naphte, brome, sels 6-7 gr. Chlorure de sodium dominant ; sulfate calcaire 1 gr. 15, silice 0,37. Cette quantité de silice n'appartient qu'aux eaux geysériennes. Dans les algues *Paludina thermalis*.

Les boues des réservoirs très analogues à celles d'Acqui sont de même constitution. Applications analogues.

Les paysans boivent l'eau pour un effet laxatif.

Elle est tonique, bien que l'école de *Giacomini* la déclare hyposthénisante. Légende plus ancienne : Cassiodore parle de chaises percées où l'on recevait la vapeur naturelle.

Battaglia. — Ville d'eaux moderne, élégante ; château des Wimpffen, beau parc à plantes exotiques. Deux bâtiments bien construits, l'un à portique monumental. Une trentaine de cabinets. Une grotte de sudation à 45°. Une salle d'inhalation, eau pulvérisée, datant de 1877 avec vestiaire confortable.

Les sources sortent de la colline S.-Elena 60-70°. et d'un puits artésien de 100 m. de fond à 72°. Débit 400 m. c.

D'après Schneider, 1874, les gaz seraient l'acide carbonique et l'hydrogène carboné. La densité 1.002 correspondrait à 2 gr. 1/3 de sels dont chlorure de sodium 1,5 ; un peu de phosphates. Les boues, plus foncées que celles d'Abano, auraient une composition analogue.

L'eau se prend en boisson à la buvette, en bains simples, en applications boueuses sur un lit à matelas revêtu d'une toile.

Battaglia, plus élevé et plus ombragé qu'Abano, offre un séjour plus agréable. Plus de confort à des prix raisonnables. Il est appelé à un certain avenir. Le voisinage de Venise, de Padoue, de Ravenne, de Ferrare, est d'une grande ressource.

Aux bains euganéens, mêmes indications qu'à Acqui : rhumatisme surtout chronique et ses suites ; arthrites mono ou polyarticulaires, avec rétractions fibreuses, musculaires, déformations, ankyloses. Lésions chirurgicales et blessures de guerre. Scrofule ganglionnaire, viscérale, osseuse, coxalgie. Maladies cutanées, d'origine arthritique, scrofuleuse ou syphilitique. Névralgies, la sciatique en particulier, paralysies diverses. Maladies de l'arbre aérien par les inhalations.

Les traitements d'Abano, plus minéralisés, s'adresseront aux cas les plus graves. Abano a quelque analogie avec Bourbonne, et Battaglia avec B.-l'Archambault ; néanmoins l'usage des boues introduit une différence. Nous renvoyons à une autre étude un examen général des boues en Italie.

Examen des boues. — L'examen qualitatif des boues d'Acqui et d'Abano m'a fourni les résultats suivants :

Fragments gris clair, consistants, d'un goût salé, points brillants à la loupe. La pulvérisation en isole des grains siliceux. Au tube fermé, odeur nauséeuse de corne brûlée ; par la calcination teinte noire, puis verdâtre, puis rosée. Le lavage redonne la consistance boueuse et laisse des grains hyalins et micacés. L'eau bouillie extrait de la boue quelques sulfates et des chlorures. L'acide Chl,H dilué et bouilli dissout une portion de la masse avec effervescence et mousse jaune sale, signe d'une proportion notable de matière organique ; il reste un résidu de silicate boueux sur le filtre. Le liquide acide, clair, a la teinte jaune due au chlorure de fer. L'ammoniaque donne un précipité ocreux notable. Après filtration, l'acide SO^3 et l'oxalate d'ammoniaque donnent des précipités abondants : d'où la conclusion qu'il y avait une quantité notable de carbonate calcaire. Le précipité plus faible, obtenu ensuite par le phosphate de soude ammoniacal, indique moins de magnésie. La recherche des phosphates par le molybdate d'ammoniaque n'a donné qu'une coloration jaune douteuse. Enfin, au chalumeau, la soude a donné une perle démontrant une quantité notable de silice.

Je me propose de compléter cette analyse sommaire par le dosage.

Nous aurons l'occasion de parler un peu plus loin des boues du Sud, ce qui prouvera de plus l'importance de la médication par les boues en Italie.

Sans sortir de la grande plaine lombardo-vénitienne qui vient mourir aux bords de l'Adriatique, nous rencontrons une série d'eaux intéressantes, échelonnées sur le revers N.-E. de l'Apennin depuis Forli jusqu'à Plaisance et au delà. Fortement minéralisées en chlorures, notablement iodo-bromurées, souvent bitumineuses.

Là se trouve la zone de l'Émilie, mentionnée par Pline et si fouillée par les géologues depuis Spallanzani. Il suffit de rappeler les salses ou volcans de boue de *Sassuolo* et de *Miano;* les jets de gaz inflammable de *Bazzano* près Bologne, les puits de pétrole de *Barigazzo*, de *Fornovo*, de *Lesignano* au-dessous de Parme, de *Salso Maggiore* que nous décrirons plus loin. L'association du pétrole au sel donne à ces produits thermo-minéraux un caractère original (1).

Castrocaro. — A 8 kilom. de Forli, ligne de Bologne-Ancône, commence cette remarquable

____

(1) Les salses sortent des marnes éocènes.

série. Situation pittoresque et vieux château fort célèbre dans les guerres du moyen âge. Établissement *Conti* bien tenu.

Les sources principales sont fortement salées jusqu'à une cinquantaine de grammes de chlorures ; bromures et iodures dépassent 0,3. De plus, une source sulfureuse. Exportation des sels concentrés pour bains à l'exemple de l'Allemagne et de la France. Indications des chlorurées fortes.

Nombreux écrits et analyses, voir *Idrologia e Climatologia*, 1882.

Riolo. — Station Castel-Bolognese, 10 kilom., ligne Bologne-Ancône. Ville thermale nouvelle organisée il y a une vingtaine d'années. Bel hôtel et grand parc, etc.

La vallée du *Senio* est riante. L'altitude 160 m. et la distance aux embouchures du Pô rendent le climat plus tempéré et plus sain. Néanmoins les vents Sud, ayant accès plus que les vents Nord, rendent les étés chauds. Le terrain est pliocène.

Parmi les sources *La Breta*, sulfureuse forte, SH. 0,05, peu minéralisée du reste a été conduite aux bains sur un parcours de 4 kil., grand bienfait pour Riolo. Depuis cette époque sont arrivés plusieurs milliers de visiteurs. Les autres sources, salines iodurées, atteignent une minéralisation de 30 gr. et iode 0,02. C'est une constitution heureuse ; mais pourquoi écrire qu'il n'y a pas de sources plus sulfureuses et plus salées ? Il n'en manque certes pas même de trop sulfureuses et de trop salées.

Boisson, bains, inhalations, le traitement est complet. Effet purgatif, reconstituant. Mêmes indications, sauf celles afférentes aux inhalations sulfureuses. Voir *Idrologia e Climatologia*, 1897.

Dans la même province de Ravenne *Brisighella*, sulfureuse.

Les inhalations sulfureuses ont élargi la clinique de Riolo. Ce mode de traitement exaspère les symptômes au début, pour arriver à l'apaisement. Les bronchites chroniques s'améliorent ou se guérissent. De même pour les maladies cutanées que les paysans traitaient autrefois dans le *Rio-Bagno*. Les affections gastro-intestinales, assez fréquentes dans le pays, figurent en nombre dans les statistiques.

Je ne reproduirai pas la longue liste des maladies traitées à Riolo, laissant ce soin aux médecins qui y pratiquent. Peut-être la vogue a-t-elle un peu exagéré, sous ce rapport, au grand détriment de la Porretta.

La Porretta. — Sur le chemin de fer de Bologne-Florence, en suivant la vallée du *Reno* qui s'engage dans l'Apennin. Si Riolo est jeune et gai, la Porretta est vieille et triste. Elle est connue du XIIe-XIIIe siècle, louée par *Ugolino di Monte-Catini*, *Vacca Berlinghieri*, etc.

Les bâtiments sont disséminés dans une gorge sauvage, sur les bords du *Rio-Maggiore*. Ils portent le nom des sources et renferment une trentaine de cabinets sans luxe.

L'altitude, la gorge un peu resserrée en font un climat de montagne, 350 m. Nuits fraîches, vents variables ; pluies assez fréquentes. Cependant la saison dure comme ailleurs.

Les rochers calcaires abrupts renferment des veines de dolomie. Il y a aussi des schistes, des pyrites. Le gaz hydrogène carboné sort des fissures et s'allume au besoin, phénomène dont j'ai été témoin.

Voici les températures des sources à mon thermomètre : *Leone* 33,75 ; *Buovi* 36,25 ; *Tromba* 37 ; *Donzelle* 33 ; *Poretta-Vecchia* 39 ; *Puzzola* 28. Cette dernière m'a paru la plus sulfureuse. Buovi, légende du bœuf, est la plus abondante et la plus employée.

Odeur sulfureuse, goût salé peu agréable, onctuosité, absence de microbes à l'émergence. Peu de CO^2; dégagement d'acide S.H. et de gaz hydrogène carboné. Minéralisation 3-8 gr. Cl. sodium dominant, un peu de bromure.

Le traitement consiste en boisson (dose 1-2 litres), en bains à eau vive, douches, inhalations ; ces dernières ont été améliorées à la Puzzola. Il peut se produire la poussée avec fièvre. Indications : rhumatisme chez les lymphatiques ; dermatoses humides et suites de syphilis ou d'hydrargirisme; catarrhes des muqueuses.

Salso Maggiore. — Sur la ligne Plaisance-Parme à la gare *San-Donino ;* un tramway à vapeur conduit en 30 ou 40 minutes. La petite ville est entourée de collines plantées de vignes; peu d'ombrage, sauf la belle allée vers Tabiano. L'amenée d'une bonne eau potable est due à *Corazza* de Parme.

Au petit hôtel des bains, bon logis et bonne table, en 1892, lors de mon passage. Plusieurs hôtels et maisons garnies. La clientèle peut s'estimer à 2,000 personnes par saison.

Une société administre les deux maisons de bains : Bains vieux ayant 45 cabinets d'un cube de

20 m.; baignoires en fonte émaillée avec trois robinets, *calda, fredda, salata*. Bains neufs, style Chalet, cortile élégant ; cabinets plus soignés, salles d'inhalation bien installées.

Le climat est sain, altitude 160 m., la chaleur vive en plein été. La saison se prolonge fin septembre.

Les collines consistent en marnes jaunâtres pliocènes. Les terrains bas, d'alluvion, donnent naissance à des eaux ferrées. Serpentines au mont *Sant' Antonio.*

L'eau salée pétrolifère est l'agent principal. Les anciennes salines remontent à une haute antiquité. Cette eau salée se trouve dans les puits à quelques mètres de fond ; mais, pour obtenir une densité plus élevée, il a fallu creuser des trous artésiens : *Balastrone* 120 m., la *Ruota* 300 m. ; enfin le grand puits que l'on m'a dit de 700 m.

L'eau est froide et sa température, 14-16, se rapproche de la moyenne annuelle, variant du reste avec la profondeur. Son débit est moyen, 20 m. c. pour la Ruota. Densité 1107. Odeur bitumineuse ; goût très salé. Total des sels 154 dont chlorure sodium 131 ; de calcium 13 ; de magnésium 5 ; iode 0,06 ; bromure 0,18 ; bitume 4 ; lithine 0,02-0,03. La proportion de fer m'a paru exagérée. L'eau-mère aurait 4 d'iodure et 6 de bromure (Gibertini).

La façon de traiter l'eau pétrolifère ne manque pas d'intérêt ; un tube supérieur permet au gaz hydrogène carboné de se dégager pour servir à l'éclairage, car il brûle comme à la Porretta. Une cuve reçoit le liquide salé. Le pétrole surnage et se déverse dans un petit récipient par un trop plein.

La quantité n'est pas assez forte pour une exploitation sérieuse.

La forte minéralisation force de couper l'eau en applications médicales. En boisson elle n'est pas agréable, purgative et reconstituante; les bains stimulants. Inhalations en faveur.

Les indications ont trait aux lésions du rhumatisme chronique fixé sur les jointures; à la scrofule profonde, ganglionnaire et osseuse, tumeurs blanches, syphilis de vieille date; paralysies même tabétiques; maladies utérines, fibromes. Lésions du tube aérien depuis les inhalations.

La « Gazette des eaux » a publié en 1880 un bon article sur S. Maggiore. Nombre de brochures italiennes, parmi lesquelles celle du Dr *Malvisi*, que j'ai vu très convaincu de l'importance d'un agent qu'il maniait avec succès.

Je le dis, pour rendre hommage à la vérité, S. Maggiore n'a rien à redouter de la comparaison avec les chlorurées fortes étrangères telles que Salies-de-Béarn, Rheinfelden, Ischl, Hall, etc., bien que ces eaux aient environ le double d'éléments. Leur richesse excessive ne leur donne pas la supériorité.

Tabiano. — Nous ne quitterons pas la contrée sans parler de Tabiano, qui est à une demi-heure de marche en franchissant la colline qui sépare ces deux localités. Le trajet direct de S.-Donino est plus court. Ce sont les mêmes collines plus boisées, moins habitées. Un château moyen-âge rappelle les guerres des républiques de l'époque.

Cette ville d'eaux date du commencement du siècle. Les hôtels sont dispersés dans les bois, propres, un peu nus.

Le petit établissement, face N. N. E., compte une trentaine de cabinets simples ; baignoires en marbre et en ciment. Douches primitives. Salle d'inhalation où l'eau se pulvérise dans une vasque centrale ; l'odeur hépatique s'y fait vivement sentir. Buvette derrière la maison.

J'ai noté à la source une température de 13° peu différente de la moyenne annuelle. Débit environ 40 m. c. L'odeur est prononcée, la lame d'argent et le papier de plomb noircissent promptement.

D'après la dernière analyse : résidu à 180°, près de 3 gr. les sulfates dépassent 2 gr., le sulfate de chaux dominant ; peu de chlorures. La quantité d'acide sulfhydrique 0,11 ou 75 c. c., ce qui répond à 80° sulfurométriques, m'a paru bien élevée. Un peu de lithine n'ajoute rien à la valeur médicale. Azote 19 c. cubes.

L'eau sulfureuse laisse un dépôt blanc grisâtre sur son parcours. Le limon forme la boue sulfureuse. Elle se boit sans répugnance et, pour le bain, elle se chauffe au serpentin dans un réservoir.

Spécialité pour la cure des maladies cutanées. L'inhalation s'applique aux voies aériennes.

Sales, Salice. — A 7 kilom. de *Voghera* sur la ligne d'Alexandrie à Pavie, Voghera a aussi ses eaux salées.

Sales a une vieille renommée pour la scrofule et le goître. Le village de Salice sur la hauteur possède une maison de bains moderne avec salle d'inhalation. On a foré un puits artésien d'où jaillit l'eau pétrolifère.

Les sels, 90 gr. environ, dont le sel marin forme 3/4, les autres chlorures le reste. Bromures 0,3 ;

iode 0,05. Dans l'analyse de Sales l'iode dépasserait
1 gr., c'est beaucoup (1).

L'eau de Sales s'exporte pour bains, embroca-
tions, injections. *Rivanazzano*, à côté, donne des
bains de Sales et loge les baigneurs ; sa source salée
bromo-iodurée est beaucoup moins forte. Quelques
puits pétrolifères.

Concurrence à S.–Maggiore.

J'avoue avoir été vivement impressionné par
l'étude de cette zone minérale pétrolifère. Le sel y
figure souvent en forte quantité et à côté des doses
remarquables de soufre, de brome, d'iode. Comme
épiphénomène le gaz éclairant et le pétrole. Comment n'y aurait-il pas dans cette constitution une
puissance thérapeutique ? La Hongrie présente
quelques faits de ce genre ; une gamme pareille
n'appartient guère qu'au Caucase. Ajoutons les
burning springs. Notre groupement par régions ne
commence-t-il pas à se justifier ?

(1) Je suppose une faute d'impression.

STATIONS CISAPENNINES

Nous les divisons en bains de Toscane, de Romagne, de Campanie et de Sicile, bien qu'il n'y ait plus de chaîne apennine à ce dernier niveau. Dans cette seconde grande division, les analogies régionales deviennent encore plus nettes.

Ces diverses régions nous offriront des différences notables de conditions météorologiques et géologiques que nous aurons à faire ressortir. Néanmoins, d'une façon générale, la longue bande subapennine jouit d'un climat plus doux, trop doux en été ; la chaleur tempérée par les vents du nord et quelques-uns des vents de mer. Les fraîcheurs du soir peuvent devenir pénibles et dangereuses ; le sol est plus tourmenté, plus franchement volcanique.

BAINS DE LA TOSCANE

La Toscane est la partie la plus au nord ; en ce sens elle conserve quelques traits du climat transapennin. J'ai le souvenir d'un froid assez vif à Florence et à Parme dans les mois de janvier 1853 et 1870. Distinction nécessaire entre la Toscane orientale montagneuse (Arezzo, Sienne) et la Toscane occidentale maritime. Cette dernière nous intéresse, puisque les villes thermales s'y rencontrent. Elles sont heureusement en dehors des maremmes qui commencent vers *Cecina* et dont nous avons signalé l'assainissement progressif.

La belle vallée de l'Arno, véritable jardin, n'est protégée qu'en partie, au nord par les *Alpi Apuane* dont le plus haut sommet n'atteint que 1700 m. Les pluies, assez abondantes, dépassent parfois 1 m. en hauteur dans l'année. En automne, j'ai vu souvent des brouillards sur la rivière.

La géologie de la Toscane a beaucoup occupé les savants italiens tels que *Savi* et *Meneghini* et les étrangers *Murchison Breislak*; parmi nous, Elie de Beaumont, Dufrenoy, Cocquand et autres membres de la Société géologique de Paris qui ont inséré dans notre bulletin plusieurs mémoires.

Les terrains toscans sont assez pauvres en fossiles, cependant il est possible de déterminer le crétacé inférieur dans les Alpi Apuane et les Monti-Pisani, ensuite l'éocène que nous avons vu si développé dans l'Apennin avec le *Macigno* et l'*Alberese* grès et calcaires et les schistes dits *Galestrini* souvent méta-morphiques. Les éruptions serpentineuses miocènes et pliocènes, ces dernières correspondant au dernier soulèvement de l'Apennin, expliquent les transfor-mations. Elles sont abondantes du côté de *Volterra*.

Région bien curieuse que le pays de Volterra; gypse et sel gemme des marnes miocènes, le sel en bancs de 16 m. de puissance. Et, quand il est ques-tion de sel gemme, on ne parle que du trias ! Puis les *lagoni* producteurs d'acide borique, les *putizze*, sorte de mofettes sulfhydriques. De Volterra à Sienne, mines de Cuivre, de Cinabre, de Stibine. Les collines de Livourne ont aussi leurs gîtes cuivreux et manganésiens, chaîne métallifère des Alpi Apuane. Enfin les masses énormes de travertins déposés par les sources, probablement plus abondantes autrefois.

Ainsi la région des sources est entourée de terrains disloqués par les produits éruptifs et par les filons métallifères. Comment les fissures terrestres n'auraient-elles pas servi de portes ouvertes aux filets thermaux ?

Les villes thermales présentent un groupe assez homogène sous plusieurs rapports ; anciennes, car Pline ne les a point passées sous silence ; anciennes, car la célèbre comtesse Mathilde, la *grande Italiana*, y séjourna. D'autre part, nous avons les écrits de *G. di Foligno*, d'*Ugolino di Monte-Catini*, de Savonarole, de Fallope, de Mercuriale. Enfin Montaigne s'y promenait au XVIe siècle à la recherche d'un bon remède naturel.

Les grands-ducs de Toscane furent la providence de ces bains, les premiers, en Italie, à installation bien comprise. Beaucoup de ces constructions du siècle passé figurent encore aujourd'hui avec avantage.

Les nappes aquifères sont remarquables par leur chaleur et leur abondance. Le type séléniteux domine, bien que l'une d'elles soit chlorurée forte. Clinique nombreuse.

S. Giuliano. — Nom pris de la chapelle qui domine ; il est dit aussi *bain de Pise* qui n'en est qu'à 6 kilom. Route de terre ombragée de beaux platanes le long du canal du *Serchio*. Les bains, ruinés par les guerres entre Pise et Florence, furent rétablis en 1370 et 1600.

Le bâtiment central, qui fait bonne figure sur la place, est dû à François de Lorraine, milieu du XVIIIe siècle : façade, grand couloir S. ; jardin et belvédère, salles de réunion, appartements spacieux ; beaucoup de baigneurs logent à Pise.

Les bains occupent les ailes : la section Ouest a une jolie salle d'attente, deux piscines 8 m. sur 5 et 4 sur 3 ; balustrades et gradins en marbre, une vingtaine de cabinets dont 4 à douches. La section Est à 10 cabinets dont 4 à douches. Les piscines octogonales, munies de vestiaires, portent les noms des dieux de l'Olympe ; assez semblables aux baignoires-piscines de Ragatz, elles faisaient l'admiration de Dupaty. Grande salle d'hydrothérapie.

Sources. — Les sources se divisent aussi en deux sections : dans la première j'ai trouvé 34-35°, dans la seconde jusqu'à 41°. La buvette du Pozzo dans la cour 40. Nistri qui se trouvait là me parla d'un débit de 4000 m. c., d'autres disent 3,000, ce qui est déjà considérable : c'est le débit de Dax.

Eau peu gazeuse, insipide, incrustante bien qu'elle n'ait que 0,3 de CO_2CaO. Ce sont les sulfates, et avant tout le sulfate de chaux, qui dominent sur 2 gr. de principes salins.

La boisson pèse un peu sur l'estomac, elle est diurétique et laxative. Les bains tempérés ont une action sédative. Les douches peu actives par défaut de pression.

Les principales maladies sont les névroses, les dyspepsies, la gravelle biliaire, les catarrhes des voies urinaires et gravelle, les affections utérines et les désordres nerveux qui les suivent.

Asciano, peu éloigné, se recommande comme eau de table.

Le climat est chaud et un peu humide vu l'altitude presque nulle et le voisinage de la mer. Peu d'ombrage et des rochers calcaires blancs dénudés. Des rosées du matin et du soir. Le 24 septembre 1875 j'observai le matin un fort brouillard sur l'Arno. Les Monts Pisani arrêtent un peu les vents Nord. Quelques eaux stagnantes dans les environs.

La saison finit au 15 septembre comme d'habitude : pour les Pisans, les bains sont ouverts toute l'année. La proximité de Pise nuit un peu à la station thermale.

Casciana. — De *Pontedera*, ligne Florence-Pise ou de *Fauglia*, ligne Livourne-Rome, une quinzaine de kilom. Bains anciens connus des auteurs cités plus haut. Au milieu du siècle dernier ils étaient fréquentés par un millier de malades. Minati, dans son livre de 1877, nous parle de 12 à 1500, nombre qui s'est accru.

L'altitude étant de 140 m., la vue s'étend au loin sur la plaine. Selon Minati, la chaleur estivale dépasse peu 30°, arrivant à 35 par exception. Belles plantations de platanes qui favorisent la promenade ; saison, 15 mai à 30 septembre. Les hôtels sont bons.

Le sol est couvert d'une masse de travertins quaternaires en couches horizontales ; donc postérieurs au soulèvement Sud Apennin qui a pu fissurer les calcaires pliocènes pour faire le passage des eaux chaudes. Dépôts de gypse et de sulfate de magnésie.

Sources. — **Bains.** — Le liquide minéral a 35-36° ;

le débit, 1.800 litres par minute, atteint 2.500 m. c. en 24 heures, dans le genre de S. Giuliano ; il dégage des bulles de CO_2 et Az, se recouvre de quelques algues ; sa densité, 1003, correspond à 3 grammes de sels dont les sulfates égalent 2,5. Quelques différences entre l'ancienne analyse de Targioni et la nouvelle de 1872 : sous le rapport de la chaux plus ou moins combinée avec CO_2 ou SO_3, aussi pour les proportions de NaO et MgO. Quoi qu'il en soit, les sulfates ont le rôle capital.

Fait curieux : Savonarole parla du cuivre, Mellini de l'argent.

L'établissement, reconstruit en 1870, se présente bien, a cinq grandes arches. Il a des salles de réunion, 5 piscines dont deux pouvant recevoir 50 personnes, une trentaine de cabinets à baignoires de marbre. De plus, une maison de bains pour les militaires.

Les bains sont à eau courante grâce au débit. La durée est d'une heure ; autrefois de plusieurs heures, on dit même plusieurs jours. Cela rappelle la pratique de Louèche et les essais de C. de Laurès à Néris. La cure est de 30 jours.

Ces bains fatiguent un peu les premiers jours ; vu les habitudes modernes, il n'y a plus de fièvre thermale. Retour à l'état aigu de certaines affections chroniques.

Les tableaux de Minati sur 1500 cas, en quatre ans, portent sur un grand nombre de maladies : rhumatismes, arthrites et quelques formes de goutte, herpétisme dominant. Névralgies, paralysies ; amélioration de quelques tabétiques. Maladies rénales, gravelle et affections utérines. Quelques traits de ressemblance avec Lamalou.

Bagni di Lucca. — Lucques est située sur la voie ferrée Florence-Pise par Pistoïa. Une route bordée de peupliers et de prairies, bois de châtaigniers couronnant les hauteurs, y conduit en 2 heures de voiture. Vallée du *Serchio*, puis la *Lima*.

Climat; sol. — La vallée de la Lima est bien ouverte, aérée par les vents d'Est et d'Ouest. Le maestro est fréquent, amène le beau temps, le sirocco la pluie. Chaleur du jour, fraîcheur du matin et du soir sur les bords de la rivière. Les grandes allées de platanes et les bois de châtaigniers donnent un précieux ombrage. Moyenne estivale 24°, comme à Monte-Catini. Dans la seconde moitié de septembre je notais 20-22° le jour, 10-12 le matin et le soir. La moyenne hygrom. fut de 70. Je conseille de se garer du vent au confluent des deux vallées. Les fontaines abondantes m'ont donné 15-16°, presque la moyenne.

Le terrain est assez varié, la vallée du Serchio est pleine de cailloux roulés et de marnes sableuses. La Lima coule entre des collines de grès macigno : variété grise à ciment calcaire assez compacte ; variété jaunâtre, argileuse, friable. La colline de *Corsena*, foyer des sources, est très argileuse, avec tufs calcaires ferro-manganésiens.

L'excursion de *Barga*, 12 kilom., permet d'étudier les variétés du grès macigno, les poudingues, les argiles à briques, les dépôts de lignite, les jaspes qui ont servi à orner la chapelle des Princes. Des hauteurs de Barga très belle vue sur les *Alpi Apuane* et sur les Apennins ; vous avez l'idée complète du pays souverainement attrayant (1).

Bains. — Sources. — Les sources sont dispersées avec les établissements autour de la montagne de Corsena. Ce tour demande une heure de promenade à travers les allées et les bois. Les maisons de bains s'appellent *Bagni della villa*, *Bagni Caldi*, *Bagno Rosso*, *Bernabo*, *Cardinal*, hôpital *Demidoff*, etc.

Ces localités, que nous ne pouvons décrire en détail, ont une dizaine de piscines, autant de salles de douches ; une quarantaine de cabinets spacieux ; partout des marbres blancs. (Carrare n'est pas loin.) Prix modérés.

Corsena est le centre principal, mais partout il y a de petits hôtels et des maisons blanches qui se perdent dans la verdure.

Le réservoir des Bagni Caldi m'a donné le chiffre le plus haut 53, 5° ; de moins en moins jusqu'aux *Docce basse* 35°. La densité 1002-1003 pour 2-3 gr. de sels. Une analyse ancienne mentionne trop de gaz ; je me suis assuré sur place qu'il y en a peu ; et du fer en une proportion inadmissible. Ce sont, d'après Becchi, les sulfates de Chaux et de Soude qui se partagent la teneur en sels. Inutile d'y chercher d'autres principes actifs. Toujours le type sulfaté.

Dans la grotte des Bagni Caldi, j'ai recueilli des incrustations mamelonnées offrant à l'analyse les caractères du S. de Chaux ; au Chalumeau, sur le charbon, transformation en sulfure qui noircit l'argent.

(1) I contorni dei Bagni di Lucca possono annoverarsi frà le più seducenti prospettive della seducente Toscana (Marieni).

D'où vient le sulfate de chaux si commun dans ces eaux de Toscane ? Faut-il admettre avec Breislak que les gypses résultent de l'attaque du calcaire par l'acide SO^3, lequel devrait sa production aux émanations sulfurées. Il cite la transformation du calcaire alberese à la *Cava Bianca*.

Le séjour ne manque pas d'agréments : *Ponte à Serraglio* est le rendez-vous de l'élégance. Le Casino est suivi et l'hôtel *Pagini* m'a laissé un bon souvenir. C'était la fin de la saison italienne ; arrivaient les Anglo-Américains qui ne craignent pas octobre. Les plantations de platanes sont dues à Elisa Bacciochi.

A visiter les églises de Lucca, la cathédrale de Barga et, au couvent, l'autel *terra cotta*, de *L. della Robbia*. chef-d'œuvre.

Applications.— La boisson fut usitée au xv° siècle ; huit jours de suite, dit Bertin. Les bains sont le fond de la médication, G. di Foligno nous parle de bains de vapeur ; aujourd'hui la grotte des Bagni Caldi sert à cet usage, 35-40° et 28 au vestiaire ; j'ai trouvé plus de vapeurs qu'à Monsummano.

Nous développerons un peu les indications parce qu'elles se rapportent aux bains précédents.

Pour les rhumatismes chroniques et les infirmités qui en découlent, les Bagni Caldi sont parfaitement appropriés. La chaleur de la grotte convient aux goutteux ; vieille tradition pour les dermatoses irritables. Les névralgies sont envoyées aux bains de la ville, de chaleur modérée. Les paraplégies demandent un ensemble de moyens actifs.

L'usage interne s'applique aux dyspepsies, aux engorgements hépatiques et spléniques ; les habitants de la Toscane méridionale et les Corses y viennent pour les fièvres. La dose est augmentée jusqu'à 10 ou 12 verres quand il s'agit des calculs biliaires ou rénaux.

Les maladies utérines y trouvent la sédation et la résolution de certains exsudats ; réputation des Docce basse. Les différents bains ont été trop spécialisés.

Analogies avec Louèche, Bath et surtout Bigorre.

MONTE-CATINI

Sur la ligne Florence, Pistoïa, Pise ; trains nombreux. Dans le val de *Nievole,* un des jardins toscans où croissent, à l'envi, l'olivier, le mûrier, le maïs et la vigne qui produit le *vino santo.* Au pied de la montagne où est perché le village du même nom, à 250 mètres.

Ce bain, de vieille date, ruiné par les Florentins, doit sa régénération au grand-duc Léopold qui édifia les *Terme Leopoldine* à la fin du dernier siècle. Depuis cette époque, prospérité nouvelle. Aujourd'hui c'est une station de premier ordre et comme Mathilde fut la grande comtesse, c'est le grand bain italien. Il y passe au moins 25.000 personnes par année ; société des plus élégantes.

Les hôtels, parmi lesquels la *Locanda Maggiore* et le Casino, les cafés forment un centre d'où part la grande allée d'ormes qui conduit aux sources. Je ne saurais oublier le mouvement extraordinaire du matin où se croisent piétons et équipages dans la

longue avenue. Société très animée, tres accueil-
lante. Population douce et polie.

Climat. — L'altitude étant faible et la vallée
s'ouvrant au S. S. O., le climat est chaud. La
moyenne annuelle est environ celle de Florence,
15-16°. J'ai trouvé 16° dans la grotte froide de la
montagne calcaire voisine (100 m. plus haut) et 15,5
dans le puits profond de 20 m. Ces chiffres sont
presque concordants. La moyenne estivale qui nous
intéresse plus 24°, ne diffère pas beaucoup de Florence.

Nous avons dit un mot de la pluie en Toscane ;
les pluies d'automne rendent les soirées plus
fraîches et le changement est sensible après les chaleurs. Est-ce la raison qui chasse les baigneurs après
le 15 septembre ? On sait combien ces refroidissements des régions méditerranéennes portent aux
entrailles.

Sol. — Le pourtour du bassin thermal est formé
par la roche macigno et par les schistes galestrini.
Le grès macigno se divise en fragments cuboïdes à
faces micacées, souvent noires ; il est argileux, ferrugineux, manganésien.

La vallée du *Salsero* est revêtue d'une couche
épaisse de travertin, plus puissante vers l'hôpital.
L'étude en est facile dans les bassins des sources
Salute, Fortuna, Speranza où descendent des escaliers ; j'ai mesuré 4-5 m. d'épaisseur à la Salute.
Cette roche, produit du dépôt des sources, est con-
sistante, assez siliceuse pour faire feu au briquet,
soluble dans les acides, presque totalement calcaire.
Les cavités contiennent des oxydes de fer et de
manganèse que j'ai facilement déterminés. Les

dépôts travertineux sont dus à des eaux anciennes d'un régime différent, celles d'aujourd'hui n'ayant plus une composition aussi riche en sels calcaires et en oxydes métalliques (sauf quelques-unes).

Au-dessous paraît le diluvium argileux et caillouteux ; puis les couches pliocènes, d'après Savi ; il y a généralement du gypse et du sel gemme dans les couches tertiaires de Toscane. Le forage de puits artésiens pourrait éclairer la question d'origine. Mentionnons enfin la serpentine voisine de Prato.

Sources. — Les sources sont nombreuses, 25-30, dans la vallée nommée *Campo minerale* par *Bicchierai*, médecin de Léopold. Inutile pour l'hydrologue de distinguer celles du gouvernement et celles des particuliers. La plupart ne différant que par leur degré de chaleur et la somme de leurs éléments, nous croyons pouvoir les classer ainsi :

	temp.	densité	somme
Terme Léopoldine...	30	1.019	23
Fortuna....	19	1.013	14
Torretta.....	21	1.012	14
B. Reggio....	21	1.011	12
Regina......	21	1.010	12,5
Salute.......	18	1.010	11
Speranza....	18	1.009,5	11
Tettuccio....	25	1.005,5	6,5
Rinfresco....	25	1.005	5,5
Olivo........		1.009	10

J'en passe d'autres que je n'ai pas vérifiées.

Elles sont thermales, 15-30°, mais tièdes. Elles bouillonnent dans les réservoirs sans être très gazeuses. Elles forment à la surface une couche blanc grisâtre de calcaire soluble dans les acides.

Les analyses de *Targioni, Bechi, Orosi*, nous

apprennent que la plus forte part revient au sel marin, puis aux sulfates alcalins et terreux ; qu'il y a très peu de fer ; des traces de lithine, d'iode et de brome. En un mot, agrégat minéral d'une constitution simple, *einfache Kochsalzwasser* des Allemands. Elles se distinguent en ce sens des eaux salées d'Allemagne fortement gazeuses, ferrugineuses, iodo-bromurées. Quelques analogies avec Bourbonne, Balaruc et Cheltenham en Angleterre.

L'Olivo mérite une mention spéciale pour ses 3 gr. de sulfate sodique.

Les sources de *Tintorini* et *Martinelli* se placent à part, vu leur richesse extraordinaire en sulfates ferro-manganésiens. La seconde atteindrait ou dépasserait le chiffre de Levico et de Catulliana. Nous avons exposé notre façon de penser sur ces solutions pyriteuses. L'origine géologique a été peu étudiée ; nous rappelons les gîtes ocreux et manganésiens. Leur température basse, 14-15, n'indiquerait pas une origine profonde.

Établissements. — Monte-Catini brille par le luxe de ses buvettes et de ses thermes. Les buvettes les plus attrayantes sont celles du *Tettucio*, de la *Regina*, du *Rinfresco*, de la *Fortuna*, de la *Torretta* : salles de repos, de lecture, cafés, tentes de toile ; jardins, parterres de fleurs, grands arbres, tels que platanes, ormes, peupliers, chênes verts, bordures de cyprès, etc.

En tête des maisons de bains, les thermes de Léopold sur la longue avenue qui va au Tettucio ; édifice imposant avec ses arcades en brique rouge qui m'ont rappelé Luxeuil. Vaste salon d'attente, dégagements commodes ; 32 cabinets, piscines de marbre et piscines pour les indigents. Les cabinets, munis de sophas, ont un cube de 30 mètres et de grandes baignoires de marbre. Le chauffage s'opère par un serpentin. Service attentif.

Le Tettuccio, analogue au précédent, a 20 cabinets, 2 piscines. La Torretta offre aux baigneurs l'ombre d'un grand jardin. Puis *Bagno Reggio*, où se voit le *Bagno de' Cavalli*. Encore d'autres maisons qu'il est trop long de mentionner. L'hôpital thermal dispose, je crois, de 24 lits. Enfin, depuis quelques années, salles d'inhalation. La série des W.-C. ne laisse rien à désirer.

Usage médical. — Boire aux plus fortes sources et puis aux plus faibles, telle est la prescription pour solliciter le tube digestif. Dose 1 à 2 litres, moindre qu'autrefois. Le Rinfresco jouit des faveurs du public parce qu'il passe mieux. L'appétit s'éveille et la purgation s'établit, sans être aussi sûre qu'ailleurs. Le Rinfresco et le Tettuccio sont diurétiques. L'ébriété carbonique est rare. Au bout de quelques jours, il peut y avoir amaigrissement et perte de poids.

Les bains produisent de la stimulation cutanée qui peut retentir sur la circulation, sans poussée caractérisée, sans fièvre thermale. En somme, traitement doux, bien supporté. Durée moyenne : 15 jours.

Pour expliquer l'action purgative, nous avons le sel en forte proportion et les sulfates ; aux thermes Léopold, plus de 2 gr. de SO^3CaO ; à l'Olivo, 3 gr. SO^3NaO. Elle est cholagogue.

La clinique des eaux salées se retrouve ici. Les anciens auteurs et quelques modernes ont trop élargi le cercle, faute qui retombe toujours sur l'hydrologie flétrie du nom de fantaisiste. En réalité, elles agissent contre le lymphatisme et les maladies abdominales.

Je dis le lymphatisme, parce que ce traitement s'applique mieux à la scrofule superficielle qu'à la scrofule profonde qui relève plutôt de Salso-Maggiore. Cependant on dispose de chlorurées fortes ; est-ce le manque de bromures d'iodures ou la méthode qui ne comporte pas des cures assez prolongées ? Disons néanmoins qu'à l'hôpital les petits scrofuleux se transforment.

Les anémiques sont reconstitués par le sel puisqu'il y a si peu de fer. Les rhumatisants lymphatiques se trouvent bien du traitement; les autres doivent aller ailleurs.

Arrivons à la spécialité incontestable : le Rinfresco, le Tettuccio font merveille dans les catarrhes gastro-intestinaux, expulsant les produits et modifiant les sécréteurs. En cas d'irritabilité gastralgique, il faut des alcalines légères.

Le Tettuccio, si l'on en croit G. Fallope et A. Cesalpin (1), est souverain contre la dysenterie, ce que Fedeli m'a confirmé d'après plusieurs observations sur ses malades d'Égypte. Il m'a montré plusieurs de ses clients affectés de diarrhée bilieuse ; dans ce cas, doses modérées.

La médication, étant purgative, s'adresse naturellement à la constipation comme Châtel-Guyon notablement chloruré ; mêmes précautions à prendre contre les accidents d'entérite.

(1) Experimento enim compertum est Aquam Tettuccii remedium esse in dysenteria, adeo ut nullum est præstantius. Cesalpin, 1596.

La cure des maladies biliaires depuis Bicchieraï n'a pas peu contribué à la vogue de ces eaux. Ictères, calculs biliaires, hypérémies hépatiques ne sont pas rares; de là le parallèle avec Vichy et Carlsbad dont la constitution chimique diffère notablement et qui agissent plus profondément.

Kissingen, Nauheim, Soden se prêtent mieux à la comparaison, même Niederbronn plus faible. A l'époque de l'occupation française, Périer envoya quelques militaires pour engorgements viscéraux d'origine paludéenne.

Le Rinfresco n'est pas sans utilité dans les gravelles rénales.

Il n'existe pas de traitement régulier de l'obésité; cependant la purgation et les vapeurs de la grotte de Monsummano rendront quelque services; plus encore dans la pléthore abdominale et les hémorrhoïdes.

Par les inhalations, Fedeli a manié une médication nouvelle; choryza chronique, catarrhes des sinus avec céphalalgie et, en général, maladie des voies respiratoires.

En résumé, Monte-Catini est une jolie fleur du jardin de la Toscane.

La proximité de Florence est une ressource précieuse pour les amis des beaux-arts. Sans interrompre la cure les baigneurs pourront faire quelques visites aux galeries, aux églises et aux murs étrusques de Fiesole. De ce côté sont les grandes carrières de macigno qui ont fourni les matériaux des vieux palais de la ville des Médicis. Lucques et Pise ne sont pas loin; il vient d'en être question. Ajoutez les excursions du Val de Nievole. Bonnes voitures.

Monsummano. — A 3 kil. de la petite gare, à
5 kil. de Monte-Catini. Grotte découverte en 1849
par des carriers ; devenue célèbre depuis Garibaldi,
blessé d'Aspromonte, 1867, Kossuth, 1871, de Pon-
talba et autres personnages. *Targioni, Vivarelli, Turchetti* médecin consultant, ont écrit sur cette localité.

La famille *Giusti*, propriétaire, a créé un établissement agrandi et amélioré. Aujourd'hui se trouve
un petit hôtel confortable communiquant avec la
grotte, des salons, des cabinets de repos, des
bains, etc.

La montagne de Monsummano dominée par le
château, 350 m., fait partie de la chaîne du Mont
Albano qui sépare le Val d'Ombrone du Val de
Nievole. Elle est formée d'un calcaire gris compacte
Alberese inférieur, rapporté à l'infra-lias.

L'entrée de la grotte est à la base méridionale,
altitude 60 m., longueur 250 m. et voûte épaisse
de 20 m. C'est une série de chambres et de couloirs
tapissés de concrétions. Les renflements portent les
noms de *Paradiso, Purgatorio, Inferno*. Les lacs
d'eau chaude s'y succèdent.

L'air y est calme et très respirable. J'ai trouvé à
l'entrée 27 à 29° ; au Purgatorio 33 ; à l'Inferno 35-36 ;
les lacs 34-35. Ici le calorique de l'air ne peut avoir
d'autre cause que le liquide thermal ; sans lui nous
aurions 15 ou 16° de même qu'à la grotte froide de
Monte-Catini. Très peu d'humidité sur les objets,
ce qui me fait douter des chiffres de Targioni et de
Grandeau. J'ai dit, dans mon petit travail sur la
grotte (*Gazette des eaux*, 1876), ce que j'en pensais et
aussi de la proportion exagérée de l'acide carbonique.

Impossible de passer sous silence le travertin du flanc occidental de la montagne, d'une puissance de 40 m.

L'eau thermale renferme 2 gr. de sels calcaires et magnésiens ; peu chlorurée, à peine gazeuse.

Traitement très simple : le malade entre dans la grotte en peignoir et en babouches, passe d'une chambre à l'autre et reste une heure environ ; puis repos au lit. Un peu d'anxiété respiratoire, un peu de céphalalgie qui ne dure pas, sueurs quelquefois profuses. Après, un sentiment d'élasticité et de bien-être. S'il y a de l'oppression, des vertiges et point de sueur, il est prudent de sortir. J'ai fait moi-même plusieurs jours d'expérience.

Vivarelli et Turchetti ont publié des faits cliniques relatifs au rhumatisme, à la goutte, à la syphilis, à la miliaire, etc. J'ai vu des lombagos et des pleurodynies enlevés en quelques séances. Les sciatiques demandent un temps assez long, de même les arthrites et les nodus goutteux. Les douleurs ostéocopes des syphilitiques s'amendent. Dans l'hydrargyrisme les sueurs altèrent les métaux, preuve de l'élimination. La peau est favorablement modifiée dans l'herpétisme. Enfin Grazzi nous parle d'otites catarrhales.

La médication de la grotte est donc sérieuse et variée. Elle se rapproche de celle du *Bagno-Caldo* de Lucques et de Battaglia où nous avons mentionné plus haut les grottes de sudation. Il sera question, plus loin, de celles du golfe de Naples. Ces sortes d'étuves se rapprochent plus ou moins des bains russes ou des bains romains suivant l'humidité plus ou moins grande de l'air chauffé.

Dans le voisinage se trouvent la source et les bains *Parlanti*. Source un peu gazeuse, température 30 ; sels communs. Quelques cabinets et une piscine. Bains de vapeur dans une grotte. J'ai recueilli quelques dépôts fontigéniques.

Avant de quitter la Toscane, nous devons faire retour sur les phénomènes si curieux de la partie méridionale.

En premier lieu les salines de *Volterra* : la ville dont l'altitude dépasse 500 m. est desservie par l'embranchement qui part de *Cecina*. Les terrains pliocènes et miocènes renferment des masses de gypse, quelques-uns sous forme d'albâtre ; du sel gemme et des eaux salées.

Les puits d'eau salée *Moje,* à une profondeur de 20 m., sont dans les marnes argileuses bleues. Le sel s'en extrait par évaporation et le produit est abondant, car l'eau de certains puits dépasse 300 gr. par litre.

Les éruptions serpentineuses augmentent de puissance en allant vers Cecina, et là sont exploités les filons de cuivre déjà mentionnés ; entre Volterra et Sienne, encore du cuivre et du cinabre.

Dans le triangle entre Volterra, Sienne et *Massa-Maritima*, les *Soffioni* et les *Lagoni* font leur apparition, signalés de loin par leurs épaisses vapeurs. Les Soffioni soufflent des jets brûlants où domine CO_2, puis S. H. Les Lagoni sont des lacs de boue fumante où la température peut dépasser l'eau bouillante. Là se recueille l'acide borique.

Les sulfates de ces lacs peuvent résulter de l'attaque des calcaires par les vapeurs acides. Ces boues minéralisées ont eu leur emploi médical à *Monte-Cerboli*.

A côté des eaux salées, les sources incrustantes font leur travail de dépôt ; quelques-unes ont disparu en laissant leurs travertins ; d'autres en forment encore.

Les travertins nous ont déjà occupé dans les bains de la Toscane occidentale ; ils sont ici nombreux et puissants. Nous avons signalé Massa-Maritima ; mais c'est à Saint-Philippe, plus au sud, que se sont formées de véritables collines décrites dans les traités de géologie.

Saint-Philippe est aujourd'hui abandonné comme bain. Le séjour n'y serait point engageant pour les clients de Lucques et de Monte-Catini. Certaines de ces fontaines dépassent 40°. Leurs sels vont à 2-4 gr., le carbonate calcaire dominant, puis les sulfates, peu de chlorures ; elles sont en même temps sulfureuses.

Quel champ d'études pour le géologue et que d'eaux à utiliser pour l'hydrologie ! La contrée est pittoresque mais triste, ne jouit pas d'un bon climat et n'offre que des ressources insuffisantes.

BAINS DE LA ROMAGNE

La région qui fait suite à la Toscane Méridionale est une des plus pittoresques de l'Italie et possède de nombreuses sources. Malheureusement le pays est loin d'être assaini et les fièvres règnent autour des lacs. De plus, rien n'a été fait pour attirer les visiteurs.

Nous avons signalé, plus haut, cette zone éruptive qui part du Mont *Amiata :* les produits éruptifs y abondent jusqu'à Rome et l'on s'y croirait au milieu de volcans actifs, tant il y a de bancs de lave, de cendres et de sables volcaniques, de tufs comme à Naples ; c'est d'abord le Mont Amiata, grande masse trachytique, isolée, et non loin le mont de *Radicofani*. La route par *Acquapendente* conduit au lac de *Bolsena*, le plus grand lac cratère, tout entouré de masses basaltiques, souvent prismatiques, masses qui s'étendent vers Orvieto. Les basaltes et leurs tufs continuent jusqu'à l'autre grand lac cratère de *Bracciano*. Viterbe se trouve entre les deux, tout entouré d'accidents volcaniques. En allant de Bracciano à Civita-Vecchia se rencontre la montagne de la *Tolfa*, si connue par ses aluns. Encore l'action de SO^3 sur les argiles, les roches potassiques et ferrugineuses. Encore à signaler les dépôts de soufre, les mofettes, etc.

Les tufs s'étendent jusque dans la vallée du Tibre, dans la plaine de Rome ; tufs lithoïdes consistants, tufs terreux des catacombes. Les collines marneuses sont pliocènes. Dépôts énormes de travertin, lequel a servi à la construction des églises et monuments ; témoin du régime des anciennes sources, il présente l'aspect caverneux des meulières. J'ai constaté, par l'examen au laboratoire, certaines analogies avec les travertins d'Auvergne. Quant aux tufs de l'Anio, de formation actuelle, ils sont légers et friables, surtout calcaires, laissant un résidu argilo-siliceux après dissolution dans les acides. Ainsi les fleuves donnent des dépôts analogues à ceux des sources thermo-minérales.

Viterbe. — De Rome 2-3 heures de chemin de fer. Anciens thermes étrusques et romains *Aquœ Cajœ,* vieille réputation. Altitude 500 m. ; climat assez frais en certains moments.

Les établissements nombreux sont à 4 kilom. de la ville où se logent les baigneurs, inconvénient assez sérieux. Une quarantaine de cabinets, des boues, des étuves. La température des diverses sources varie de 45 à 65. Les plus gazeuses servent à la boisson. Elles sont sulfureuses et salines, donnent un résidu de 2 gr. 25. Le *Bulicame* qui s'annonce de loin par sa colonne fumante sert à donner des bains en plein air.

Dans le pays, les habitants ont une grande confiance en la cure de Viterbe pour les rhumatismes, les paralysies, maladies cutanées, etc. Au temps de l'occupation française, j'ai su de nos médecins militaires qu'ils y envoyaient.

Capranica est une eau ferrugineuse d'exportation.

Vicarello. — A côté du lac Bracciano ; 3 heures de voiture partant de Rome. Peut-être *Aquœ Apollinares* ; en tout cas restes romains importants. La malaria y règne, surtout en automne.

Température 45-50° ; sels 2 gr. 50. Eau diurétique laxative. Rhumatisme, paralysies et névralgies ; lithiase urinaire.

Stigliano est aussi dans cette partie malsaine. Peu de choses à en dire.

A C.-Vecchia les eaux sortent entre le jurassique et le crétacé ; une partie arrive en ville par des conduits.

Une mention seulement des salines et ferrugineuses d'Albano.

Aux environs plus rapprochés de Rome : L'*Acqua santa* à quelques kilomètres de la porte Saint-Jean, froide, gazeuse, ferrugineuse. L'*Acqua acetosa* sur la route du *ponte molle*. Élégant portique du Bernin. Trois robinets pour les buveurs de passage. J'ai toujours noté 16° en plusieurs saisons ; eau gazeuse rougissant le papier bleu, agréable, digestive ; Rome en fait une grande consommation, ses vertus sont exagérées.

Acque Albule. — Chemin de fer, Rome-Tivoli, ou tramway porte S. *Lorenzo*. C'est la voie de Tibur. *Aqua albula* des Romains. En 1852, la contrée était très fiévreuse et misérable. Schivardi déplorant l'abandon de cette nappe minérale dit: *Qual grandioso stabilmento si potrebbe costruire* : son vœu a été réalisé en 1879.

Au milieu d'un beau jardin s'élève une rotonde monumentale qui a de vastes salles de réunions, un café-restaurant, point de chambres à coucher. Il faut revenir à Rome ou s'installer à Tivoli, 200 m. plus haut. La malaria a diminué sans disparaître. Le commencement de l'automne est la période dangereuse.

Les environs sont classiques pour les touristes : villas de Mécène, d'Horace, de Catulle, de Varus ; l'immense villa *Adriana* ; les chutes de l'Anio, etc. Le nombre de baigneurs s'élève à 2 ou 3.000.

Les lacs d'eau minérale servent de piscines où débouchent les cabinets, en partie à l'air libre. Leur nombre dépasse 200. En outre quelques-uns de luxe pour familles et des baignoires pour bains chauds ; une piscine d'indigents.

La pulvérisation se fait dans une grotte artificielle

tapissée d'incrustations du lac des Tartares. Ces fragments pierreux remplis de tubulures où sont encore des végétaux, quand ils sont pulvérisés et dissous dans les acides, laissent peu de résidu ; c'est du calcaire.

L'origine de la nappe est dans un double lac cratériforme, à quelque distance. Le canal fait par Hippolyte d'Este la conduit aux piscines et dans l'Anio qu'elle alimente en partie. Son énorme débit a été évalué à 250,000 m. c. par Schivardi, dans une note de son livre. Or, en calculant la section du canal et la marche du liquide, près de 1 mètre par seconde, je suis arrivé à plus de 1 million de m. c. en 24 heures. C'est donc un des plus forts rendements connus que je compare à celui de Fitero, en Espagne. Le degré thermométrique 24-25 m'a toujours donné 23 dans les cabinets-piscines.

L'eau répand jusqu'à 2 ou 3 kilom. une odeur sulfureuse forte et pénétrante ; elle blanchit et fait blanchir la rivière ; elle dégage beaucoup de bulles gazeuses.

L'analyse de 1896 porte : gaz CO^2 plus d'un demi-volume ; S. H. c. c. 8, sulfure de Calcium 0,02. Le résidu 2,5 se partage entre les sulfates et les carbonates ; peu de chlore, traces de Bore.

Donc c'est une eau gazeuse, sulfureuse et saline. La présence simultanée des acides carbonique et sulfhydrique est à noter, les sulfureuses n'étant pas, en général, gazeuses. Il en sera de même à Telese.

Le bain paraît frais en entrant, mais le gaz réchauffe et l'espace ne manque pas pour se mouvoir.

Parmi les maladies, citons en premier rang, l'herpétisme chronique, la laryngite granuleuse, la syphilis tertiaire, le rhumatisme chronique, les arthrites ; les catarrhes, larynges et bronchitiques pour lesquels la grotte est un adjuvant. La dyspepsie gastro-intestinale, les hémorrhoïdes. Quelques affections des canaux urinaires et de l'utérus, etc.

Un mot en passant d'une petite station très oubliée, *Corneto*, dans la province de C.-Vecchia. Quelques restes romains, piscines, puits, monnaies, etc. Auprès est la ville étrusque de Tarquinies. Cette eau froide a été analysée par O. Henry : minéralisation dépassant 18 gr. dont 15 de sel commun ; sulfate sodique 2 et chlorure de potassium 0,7 ; iodure près de 0,03. A la fois laxative et tonique, elle agit à la façon des chlorurées fortes.

S. Gemini. — Elle a fait un certain bruit à l'exposition des produits, Congrès de Rome 1894 Olivieri la tient en grande estime et la Société italienne d'hydrologie s'y est rendue en 1897.

Dans une région pittoresque la *Conca di Terni*, ainsi nommée à cause de sa grande ceinture de montagnes calcaires, disposition qui fait comprendre une grande arrivée d'eaux météoriques.

L'altitude, 400 m., et la nature du sol mettent les visiteurs à l'abri de la fièvre. En juillet et août la moyenne est de 22°.

L'eau coule abondante à 16°, gazeuse, excellente à boire. Dans la récente analyse : CO^2 1/2 volume ; résidu à 180°, 1 gr. ; le bicarb. de chaux dominant. C'est une sorte de Saint-Galmier. Outre son usage à table, elle rend des services dans les maladies des voies digestives et urinaires. (1)

(1) Nocera Umbra, environs de Foligno, est aussi une eau de table.

BAINS DU GOLFE DE NAPLES

Naples est la grande ville du sud, la plus grande de l'Italie par la population. Elle a fait de grands progrès en hygiène et elle en avait besoin. L'eau potable, si mauvaise et si rare autrefois, coule à flots purs par le grand aqueduc de la *Serina*. Les réservoirs, creusés dans le tuf de *Capo di Monte*, nous parurent merveilleux, au Congrès, sous les feux de la lumière électrique.

Le climat est méridional, cela se comprend, mais assez variable, inférieur l'hiver à celui de la Corniche. La moyenne estivale qui nous intéresse approche de 24°. La chaleur intense, très pénible le matin, est tempérée par la brise de mer à 9 ou 10 heures. Les jours de sirocco sont énervants. Quand souffle la tramontana ou le maëstro survient une fraîcheur subite, agréable en été, saisissante au printemps. Le Libeccio est en général pluvieux. J'ai dit, plus haut, combien certains étés étaient secs. Les pluies torrentielles donnent une hauteur de 800–1000 m. m. dans l'année. Les orages se forment rapidement et sont d'une violence extrême. J'ai le souvenir de coups de tonnerre effroyables pendant une descente du Vésuve. Le blé mûrit au commencement de juin.

C'est le sol volcanique par excellence, puisque le Vésuve est un volcan actif, beaucoup trop actif dans la seconde moitié de notre siècle. En 1852, j'ai pu descendre dans le cratère; depuis, je l'ai toujours vu fumant ou en éruption.

D'Ischia jusqu'à Capri, c'est un grand cercle de sommets volcaniques, de collines entières créées par les produits ignés, de lacs-cratères, de grottes fumantes. De là le nom de champs phlégréens à la contrée qui va de l'Epomée au Vésuve. L'apparition subite du *Monte Nuovo*, au xvie siècle, à la place d'un lac, les oscillations du temple de Sérapis, les tremblements de terre si désastreux de la Calabre et d'Ischia, témoignent de la mobilité d'un sol violemment travaillé.

Les produits du volcanisme nous intéressent au point de vue de la constitution des liquides minéraux. Le Vésuve et les solfatares jettent de la vapeur d'eau, des gaz carbonique, sulfhydrique, sulfureux, des vapeurs sulfuriques, chlorhydriques; des chlorures alcalino-terreux et ferrugineux ; en un mot mélange de substances.

En m'approchant du cratère pendant l'éruption de 1894, bien qu'assourdi par le bruit des décharges et aveuglé par une pluie de cinérites, j'ai parfaitement distingué les vapeurs acides, entre autres celles des gaz sulfureux et sulfhydriques. J'ai recueilli dans des tubes la poudre jaune et la poudre noire. Un examen ultérieur m'a montré que la première brûlait à la manière du soufre ; la seconde contenait de la matière organique et se comportait comme les silicates. J'y trouvai des sulfates, des chlorures, de la chaux, de la magnésie, du fer. Mêmes réactions des cinérites ramassées çà et là. L'analyse des cendres basaltiques de Catane a fourni des silicates d'alumine, de potasse, de chaux, de magnésie, de l'acide SO^3 ; plus de soude que de potasse. Les roches éruptives d'Auvergne ont été trouvées par von Lassaux également plus sodiques. Élie de Beaumont l'avait dit.

Le professeur Scacchi a bien voulu me montrer sa collection des minéraux du Vésuve au Musée de Naples : la leucite à gros cristaux est potassique, la néphéline sodique, l'augite a 7 à 8 % de fer. Il y a aussi du gypse et de l'apatite.

Il est clair que notre petit chapitre géologique ne serait qu'un hors-d'œuvre, si notre but n'était de chercher dans les déjections du volcan des éléments congénères à ceux des eaux minérales. Nous verrons, plus loin, combien les analogies sont frappantes et nous comprendrons le pourquoi de cette variété de matériaux qui est une des caractéristiques de ces belles sources napolitaines. Elles ont été négligées, oubliées au point que plusieurs d'entre elles semblent nées d'hier. Mes confrères napolitains me sauront gré, je l'espère, d'appuyer leurs efforts pour les mettre en relief.

ISCHIA

L'île d'Ischia est à la pointe occidentale du golfe, à 2 heures de bateau à vapeur ; traversée plus courte pour qui suit le chemin de la côte. Terre plantureuse. Population de 25000 âmes qui avait notablement baissé après la dernière catastrophe.

Histoire. — L'histoire se perd dans la mythologie ; c'est le géant Typhon qui dort sous l'Epomée et, comme les gens mal couchés, il s'agite assez souvent. *Œnaria* de Pline, *thermæ Œnariæ* de Strabon font songer au bon vin (οἶνος).

Les migrations des peuples anciens : Pélasges, Étrusques, Phéniciens, Syracusains y ont fait passer des civilisations successives ; mais ces tentatives de colonisation étaient arrêtées par les incontinences de l'Epomée. Strabon nous apprend ces abandons successifs.

Vinrent ensuite les Romains, les Grecs du bas empire, les Normands, les Espagnols, etc.

L'histoire de cette petite île est essentiellement dramatique : la tradition nous parle d'éruptions successives depuis 2000 ans avant Jésus-Christ, la dernière serait de 1302 de l'ère chrétienne. Dans les derniers siècles les tremblements de terre n'ont pas cessé et les plus désastreux sont du siècle actuel, parmi lesquels celui de 1828 et de 1883. Ce dernier a fait périr plus de 2000 personnes, frappant surtout la population de Casamicciola. J'ai vu ces ruines, ces amas de matériaux, ces maisons à demi rasées qui avaient l'aspect d'une ville bombardée. Sur la hauteur, les débris informes du grand hôpital *Pio Monte della Misericordia* qui comptait trois siècles d'existence.

Avant cette année terrible, les thermes étaient prospères : déjà Chevaley de Rivaz m'énumérait avec complaisance les noms des princes et souverains qui avaient touché cette terre aimée du ciel. Il y avait 10 à 12000 visiteurs par an et Casamicciola donnait près de 2000 bains par jour ; l'exportation des bouteilles allait à plusieurs millions. Tout s'effondrait en un moment et tout semblait perdu. Cependant s'élevait une immense pitié et les souscriptions affluaient de l'Europe entière. Les malheureux habitants revenaient et reconstruisaient courageusement.

Aujourd'hui tout renait à l'espoir et à la prospérité. Il semble que le pauvre peuple se fait aux troubles cosmiques comme aux troubles politiques dont il est la victime résignée ; il s'incline devant la grande divinité, le fatalisme.

Casamicciola a presque repris sa physionomie. Au Congrès de 1894 nous y recevions un charmant accueil et la *Sentinelle* nous donnait un banquet de 2 ou 300 couverts, sous une tente ornée de fleurs, sous un ciel pur, en face du panorama du golfe. C'était une de ces soirées calmes et délicieuses, un de ces couchers de soleil qu'ont chantés les poètes.

Climat. — Nous sommes ici vers le 41° de latitude, pays chaud, nous l'avons dit plus haut. Cependant, les chaleurs estivales se tempèrent par la mer ambiante. Casamicciola, plus au nord, reçoit le souffle parfois assez vif des vents boréens. L'air est moins brûlant et moins sec à respirer que sur le continent. Il a été déjà question du régime des pluies dans ces parages. L'ombre manque, les bois étant éloignés. Les sables volcaniques, les vapeurs des rochers fumants me firent souffrir pendant mes promenades de juillet.

Ici se retrouve la végétation tropicale de la Corniche : oliviers, orangers, citronniers, cactus et aloës au bord des chemins. Les châtaigniers sur les pentes. Le sol est cultivé avec soin et donne de riches produits, entre autres le vin qui était aussi la récolte d'antan. Les objets de paille y sont tressés avec autant d'art qu'à Fiesole. L'art de la céramique est ancien. Donc population industrieuse et dont les mœurs m'ont paru plus douces que chez les rudes marins de Procida.

Sol. — Étude complète du terrain par Scacchi : c'est la pointe occidentale du grand cercle volcanique, l'Epomée s'élève à 800 m., dépassant les sommets des champs phlégréens ; la grande coulée de 1302 est apparente : les tufs argiloïdes s'éboulent constamment sur ses flancs. Partout laves et tufs trachytiques, lapilli, scories, ponces, sol crevassé.

La baie d'Ischia a l'aspect d'un cratère. Scacchi suppose une mer pliocène, dans laquelle l'île aurait émergé par éruptions et soulèvements successifs, durant le diluvium. Il distingue les laves préhistoriques des modernes.

Bains. -- Sources. — Les établissements et les sources ont deux centres principaux, Casamicciola et Porto d'Ischia.

Casamicciola présente le grand mouvement balnéaire. Là se trouve la maison *Manzi*, de premier ordre, qui attire les regards par son style pompéien : cabinets propres, un peu étroits. Le *Gurgitello* est enfoncé dans une sorte de cave ; un bassin contient les boues ; les étuves — boîtes disposées en demi-cercle — viennent après les maisons *Bellazi*, *Pieso*, *Monte*, etc. — L'hôpital Pio Monte, reconstruit dans la partie basse, à pavillons séparés dont les plafonds en bois et les armatures résisteront mieux aux secousses. Il dispose de 300 lits ; dans l'ancien il passait plus de 1000 malades par année. Le docteur Palma y a recueilli une quantité de faits cliniques. L'hôpital a son Gurgitello, ses boues, ses bassins de réfrigération.

Porto d'Ischia est un charmant petit port bien encadré d'une végétation luxuriante, plus éloigné du grand volcan. L'établissement civil dessine une façade à grandes arcades : 60 cabinets, ceux de première classes grands ; baignoires en marbre ou ciment; bassins de refrigération, boues et étuves. — L'hôpital militaire, *Casina reale*, est d'un bel effet sur la hauteur d'où la terrasse domine la mer ; entouré de beaux jardins. Les chambres des officiers sont élégantes. Plus bas les bains : Cabinets pour officiers, ceux des soldats espèce de *boxes* séparées par des plaques de marbre; pendant la saison de trois semaines il en passe une centaine ; sources *Fornello* et *Fontana*.

Le temps manque pour décrire le reste : les fameuses boues de la *Rita* occupent un ravin profond; les étuves de *Castiglione*, de *S. Lorenzo* et autres sont les unes naturelles, les autres creusées dans la lave, enfin les *Bagni d'Arena* (bains de sable).

Une monographie demanderait la description et l'analyse des diverses sources ; ici ce n'est pas la place. Nous nous bornerons à en donner une idée générale.

Très nombreuses, elles se divisent en plusieurs bassins : Gurgitello, Fornello et Fontana, S. Restituta, Castiglione, etc.

La température est indiquée de 39 — 100°; j'ai trouvé 95 dans certains filets thermaux de la montagne, il ne s'agit pas de sources classées ; cela se rencontre communément dans les fumerolles des volcans. Le Gurgitello a 60° chez Manzi ; je n'ai trouvé que 53, mais hors de la saison, au moment où il n'y avait point d'appel par la consommation ; les saison ont peu d'influence, les pluies n'agissant que sur les eaux communes, du reste peu nombreuses — Fornello et Fontana entre 50 et 60 ; Restituta 50 ; Castiglione 37.

Le débit du bassin principal est évalué à 700 m. cubes. Celui du Fornello à 200 ; le débit total à 2200. La minéralisation varie de 4-35 gr., Restituta est la plus chargée. Comme il existe une grande analogie de composition, il suffira de citer l'analyse d'un Gurgitello faite en 1895 par Palméri (1).

Analyses. — Carbonate de soude 1 ; de potasse 0,3 ; de chaux et magnésie 0,2 ; Chlorure de Sodium 2,7 Sulfate de soude 0,5 ; silice 0,16, peu de fer et de manganèse. Traces d'arsénic, de Cobalt, de titane. Résidu 5 gr. Alcalinité 1,2, CO^2 libre 1,6, azote 14 centimètres cubes.

Il est à noter que l'analyse d'Aloïsio 1757 donne presque le même résidu, témoignage de la constance des sels. Depuis 1876 il paraît y avoir une petite différence des Chlorures. Fornello est plus riche en terre et en fer. Les quantités d'iode et de brome ne sont-elles pas exagérées ?

Le Gurgitello est donc une eau alcaline mixte à prédominance chlorurée ; non sulfureuse (2). Ses dépôts renferment des phosphates. A-t-il une origine marine ? Les partisans de cette théorie font remarquer que les sources voisines de la mer sont les plus salées. Combien sont chargées de sel quoique éloignées !

Les dépôts que j'ai ramassés à Porto d'Ischia, plus ou moins durs et rognonnés, mis en poudre m'ont donné, par l'eau bouillante, les réactions du Chlore et

(1) Voir Idrologia e Climatologia, 1895.
(2) En 1883 le tremblement de terre troubla les eaux potables ; celle du puits de Baïola devint sulfureuse.

très peu des sulfates. La solution acide, après une vive effervescence renfermait un sel de chaux abondant, peu de magnésie, peu de fer.

La boue de Casamicciola est couleur gris clair, onctueuse. Au tube fermé elle m'a donné une odeur nauséeuse comme les autres boues, signe de la matière organique. Au lavage un résidu siliceux. L'eau bouillante dissolvait une quantité notable de Chlorures : par l'acide chlorhydrique, je remarquai une effervescence moins nette qu'avec les boues d'Acqui et d'Abano, d'où je conclus qu'elle est moins calcaire et plus silicatée. Cela n'empêche pas qu'il y ait une grande analogie entre tous ces produits boueux.

Usage médical. — Les observations de Palma à l'hôpital Pio Monte éclairent vivement la clinique aussi variée qu'intéressante.

En premier lieu le rhumatisme et ses nombreuses variétés, depuis les simples douleurs. Les névralgies dites rhumatismales, en particulier la sciatique ; si elle est récente, les bains chauds sont mal supportés ; est-elle ancienne ils sont graduellement portés jusqu'à 40 ou 45°, c'est la limite extrême qu'il n'est pas toujours possible d'atteindre. Dans les cas rebelles plusieures saisons sont nécessaires. Les paralysies rhumatismales peuvent réclamer le concours de l'électricité.

A Ischia se rencontrent toutes les lésions du rhumatisme et des arthrites chroniques : raideurs et contractures ; engorgements, déformations, craquements des jointures etc. Bains hyperthermaux, douches de **45°**, boues chaudes. Les boues de la Rita ont opéré des guérison de l'arthrite déformante si rebelle à la médication thermale. Les formes en question demandent un traitement long, six semaines au moins, et plusieurs saisons.

Les goutteux ne s'accommoderaient pas de ces méthodes à outrance. Ils boivent le *Cuppone* et le *Cotugno* qui améliorent leurs digestions. Les sueurs sont favorisées par le climat ; certains goutteux, par leurs déformations articulaires, tombent dans la catégorie précédente ; toutefois ils doivent être dirigés avec ménagement.

Le climat insulaire modifie déjà la constitution des lymphatiques. L'action résolutive se manifeste promptement dans la scrofule ganglionnaire. La scrofule viscérale et osseuse demande des saisons de plusieurs mois et plusieurs années consécutives. Il s'agit ici des ostéites, caries, nécroses, tumeurs blanches, plaies fongueuses, en un mot ce qu'on voit à Kreuznach, à Nauheim, à Salies. Certains de ces malades supportent les bains et les douches à haute température, les applications de toute sorte ; d'autres, enclins à la phlogose, demandent des bains tièdes et un traitement mitigé, par des sources plus faibles. Un certain nombre de rachitiques sont envoyés à Ischia.

Les paralysies d'origine spinale et surtout le tabes ne fournissent que des cas améliorés, les guérisons n'étant pas impossibles, mais toujours un peu suspectes ; j'ai lieu de croire Lamalou plus efficace.

L'absence du soufre n'empêche pas le traitement des maladies cutanées, la syphilis y est amendée ; c'est le cas pour les stations méridionales, où l'air ambiant agit sur les émonctoires.

S. Restituita a une renommée contre les lésions

utérines ; elle passe même pour faire cesser l'état de stérilité. Quant aux voies urinaires, Ch. de Rivaz prônait *Pontana* et *Tettaccio* (1).

La liste des maladies est longue chez certains auteurs trop prolixes à ce sujet. Il n'en reste pas moins vrai qu'Ischia est un agent curatif de premier ordre par son climat, sa température élevée, la teneur en sels complète et variée, ses boues et ses étuves, enfin sa clinique de vieille date. C'est la grande station napolitaine, de même que M.-Catini est la grande station toscane. Elles ne sont pas du même ordre et ne se font pas concurrence. Ischia se rapproche, à certains égards, des alcalines mixtes d'Auvergne et de Bohême. Elle nous a paru mériter quelques développements.

Pouzzoles. — Au fond du golfe de ce nom, après Baïa qui n'est plus qu'un souvenir, où furent les thermes de Cicéron et autres Romains célèbres. Les ruines des trois temples témoignent de l'ancienne importance du petit golfe de Baïa. Pouzzoles fut un bain romain, car les chambres des prêtres et les ruines des bains se voient encore derrière les colonnes du temple de Sérapis.

Les bains actuels ont leur entrée par une petite ruelle. Une grande galerie dessert les cabinets dont le nombre dépasse 40. Salle de douches, hydrothérapie. Le tout est soigné. Dans la saison, il y vient 4 à 500 baigneurs, qui ont des salons d'attente.

La chaleur d'été est assez forte dans cette ville ouverte au midi et abritée du nord par des hauteurs. Elle est importante, animée par le passage incessant des touristes.

(1) « Creduntur Calculo laborantibus remedium. » (Strabon.)

Les mouvements du sol ne sont pas douteux à l'aspect des colonnes du temple de Sérapis qui portent sur leur contour les preuves de leur séjour dans la mer et de leurs émersions successives ; puis à la vue du pont de Caligula submergé. Et le Monte Nuovo tout voisin et la Solfatare.

La source est derrière les débris du temple ; j'ai trouvé 35° au petit bouillon et l'odeur modérément sulfureuse — sels 6 grammes, dont 1/3 de carbonates alcalins. Encore une eau alcaline mixte, mais à la fois sulfurée, association signalée plus haut — quelques analogies avec Ischia ; action et puissance moindres.

Solfatare. — De Pouzzoles à la Solfatare, montée raide d'une demi-heure par l'ancienne voie appienne aux larges dalles romaines. C'est un vaste cratère bien dessiné, à parois abruptes. Un petit bois de châtaigniers conduit aux excavations qui fournissent le soufre et l'alun ; sol blanchâtre, tapissé d'une poussière trachytique bonne à fabriquer des stucs ; sol brûlant qui résonne sous les pieds, vapeurs aqueuses, carboniques, sulfureuses et sulfhydriques à l'instar du Vésuve. Quelques vapeurs arsénicales de grottes servant d'étuves.

Une source de 45-60° composée de sulfates divers et de chlorures, sulfureuse, alimente un petit bain. Une autre est sulfatée, ferrugineuse, imprégnée de SO^3 libre, ce qui la rend tonique, astringente, hémostatique, en même temps arsénicale ; un petit Levico.

Les médecins de Naples se sont bien trouvés des inhalations solfatariennes dans les affections de poitrine.

Les amateurs de ruines vont visiter celles de l'amphithéâtre voisin dont les souterrains sont d'une belle conservation.

Bagnoli. — A 6 kilom. de Naples par le tramway. Dans le même golfe de Baia entre Pouzzoles et la pointe du Pausilippe. C'est le *Balneolum* de Pline, *Balneolo*; centre d'une quantité de maisons de bains nouvellement bâties et sur un bon pied.

En premier lieu, *Tricarico*, beau bâtiment datant de 1883, entre la place et le rivage. Grand salon d'attente; 70-80 cabinets, ceux de luxe ayant un cube de 20 mètres; grandes baignoires en marbre. Au premier vaste salon, salle à manger avec terrasse sur le jardin et la mer, belles chambres.

La source principale, basse, se puise au moyen d'une pompe. Au repos je n'ai trouvé que 40° au lieu de 50. Le débit dépasse 500 m. c. D'après l'analyse récente CO^2 1/4 de volume; résidu fixe près de 6 gr. dont carbonnate de soude 1 gr. Chlorures 4, sulfates de soude 1/2, silice 0, 15; une quantité de potasse peu commune; un peu d'arsenic, de brôme et de borax.

L'hydrothéraphie, le massage permettent un traitement varié.

Manganella aussi sur la place, moins favorisé de situation, est plus ancien; bâti sur les débris d'anciens thermes. Dans les souterrains se voient les voûtes antiques, les baignoires à forme ronde ou presque ronde, les lits de pierre et les niches comme en un *Colombarium*, une soixantaine de cabinets plus petits. Le puits d'eau minérale où je n'ai trouvé que 35° dépasse 40 en pompant. Minéralisation de 3-4 gr., et de même nature. J'ai vu à Saint-Nectaire le même genre de baignoires romaines.

Sur la plage, au bas du jardin de Tricarico, est un bain de mer très fréquenté. Plage de sable fin, en pente douce, exposée S. S. O. Fouille-t-on ce sable, il en jaillit des filets d'eau chaude.

Parmi les autres bains, sur la route longeant la côte, nous citerons *Mazullo* dont la source à **46°** et un débit de 500 m. c ; *Lettieri* temp. 50°, baignoires de marbre, hydrothérapie, chambres soignées ; *Manzella*, reconstruit en 1874, temp. 50°, important.

Ces petits bains sont vraiment bien installés et méritent des encouragements de la part des médecins italiens ; analogie de thermalité et de composition, anologie d'applications. Quelques-uns sont ouverts toute l'année et bénéficient du voisinage de de la grande ville. D'autre part, le voisinage des terrains marémateux leur porte tort.

Remarque a été faite que les saisons et surtout les tremblements de terre faisaient varier le niveau des puits.

Quelques indications dans le genre d'Ischia pour les arthrites, les névralgies, les paralysies, la scrofule, syphilis, traumatismes. Puis les maladies des voies digestives et des reins, spécialité de Manzella (1).

Lac d'Agnano. — Encore un *Campo minerale*. De la route de Naples à Bagnoli part un embranchement sur la droite, creusé dans une colline de tuf.

(1) Un mot de souvenir au restaurant Pietro où l'on déjeune bien au bordde la mer.

En descendant par ce chemin poussiéreux on passe devant les ruines de thermes romains et l'on débouche dans une vaste cuvette cratériforme, ovale ; entourée de collines boisées, en général par des châtaigniers. La vue est grandiose sur les rochers de la Solfatare, sur le parc d'*Astroni*, sur les hauteurs des Camaldules. Partout cratères et pics volcaniques.

J'ai le souvenir de l'ancien lac ; aujourd'hui il a été desséché par de grands travaux d'irrigation, les canaux conduisant l'eau à un collecteur qui se déverse dans la mer sous un tunnel percé dans la colline. La culture a remplacé la grande nappe d'eau.

Les filets d'eau chaude bouillonnent et fument dans les canaux ; ils produisent des algues vertes épaisses qui forment comme un tapis et des efflorescences blanches d'une saveur alcaline. Le sol et l'air sont brûlants, spectacle saisissant de l'activité thermale associée au volcanisme. Je connais peu de preuves aussi nettes de cette association.

Voici les températures relevées par moi : bassin n° 1 66-68, n° 2-65, n° 3-35 ; la fontaine ferrugineuse assez loin, 36. La quantité de sels de 4-5 gr. et de même constitution que Bagnoli. Captages nuls ou incomplets. La construction d'établissements rencontre des difficultés sérieuses dans la nature du terrain, dans l'insalubrité du lieu, dans la concurrence des thermes voisins.

Dans ces parages les touristes visitent la grotte du Chien, moins spacieuse que celles de Pyrmont et de Royat, d'après mes mesures ; la grotte d'Ammoniaque dont les vapeurs alcalines bleuissent le papier rouge de tournesol ; les étuves de *San Germano* mal disposées.

Quant aux étuves de Néron, entre le lac Lucrin et Baia, elles sont dans une galerie circulaire creusée au milieu du tuf, le point central occupé par un lac d'eau fumante à 80°. La chaleur de la galerie est suffocante en cet endroit et quand on en a fait une fois le tour, ce qui m'est arrivé en 1853, on n'est pas disposé à recommencer. Quelques lits de pierre revêtus de matelas servent aux rares visiteurs de cette étuve, gens du pays qui vont essayer la sudation pour leurs rhumatismes.

Naples. — La ville elle-même a ses fontaines médicinales.

Au-dessous du quai de Sainte-Lucie et dans la profondeur de voûtes épaisses elles coulent dans des grottes obscures ; types sulfureux et ferrugineux ; temp. 16, moyenne de l'année. Aucune description ne donnerait l'idée du mouvement à la saison d'été. On y mange des huîtres et des coquillages ; on y boit, on y crie et l'on y piétine dans l'eau et dans la boue ; c'est un vacarme assourdissant.

Chïatamone, bain luxueux qui date de 1879 et qu'on dit reposer sur l'emplacement des *terme Luculliane;* le castel *dell' Uovo*, tout voisin, laisse voir les restes d'une villa de Lucullus.

Le traitement comporte des bains d'eau douce et d'eau-médicinale, d'eau marine, de l'hydrothérapie (eau de la sérina à forte pression) ; des bains turcs, russes, électriques, du massage spécial. Grandes piscines, permettant de nager ; cabinets nombreux, ceux de luxe ayant des baignoires en verre.

Sources nombreuses et d'un bon débit. J'ai trouvé 20°, c'est-à-dire quatre en plus de la moyenne du lieu ; elles sont donc thermales au point de vue géologique, froides pour le médecin qui emploie la vapeur pour le chauffage. Dans le cortile est la buvette où se consomment aussi d'autres eaux. L'embouteillage s'opère soigneusement avec des tampons de verre.

L'eau est gazeuse, un peu styptique, agréable au goût, apéritive. D'après Cantini, il y aurait 2 grammes 60 d'acide carbonique total ; de bicarbonate 1,7 ; de bicarbonate de fer 0,09 ; une autre analyse donne 0,06. Les docteurs Paoni, Franco, Romanelli, ont tracé les indications, en particulier dans l'anémie et les névroses.

La maison du Dr Guariglia me parut très complète en tant qu'installation hydropathique.

Le nouveau bain de mer au Castel del l'uovo est bien placé sur une plage de sable doux et fin à pente modérée. Le 7 avril 1894, la mer calme avait 15°, preuve nouvelle que la chaleur de la mer croît très lentement au printemps ou plutôt au début du printemps.

Torre-Annunziata. — De Naples 30 minutes en chemin de fer, le double en tramway, lequel est plus désagréable par le long faubourg qui va vers Portici et dont la propreté laisse encore à désirer. La voie ferrée longeant le Vésuve coupe la coulée de 1861 à *Torre del Greco*, puis celle de 1831 dont les traces existent encore dans les rues de Torre del l'Annunziata.

Le bain *Montella* a un joli jardin sur la mer, un grand salon hexagonal ; 80 cabinets, ceux de première classe ayant un cube de 20 mètres ; baignoires de marbre blanc.

Manzo est également près la mer ; grande salle

d'attente, 40 cabinets, ceux de 2ᵉ classe trop petits. Ce sont deux bonnes maisons.

La source Montella a excité une trop grande admiration pour son bouillonnement tumultueux et ses intermittences à la manière d'un sprudel. Ces jaillissements impétueux se rencontrent en Auvergne, à Vichy où existe un vrai geyser, à Royat (grande source), à Chatel-Guyon. En Bohême, pas seulement à Carlsbad, à Pyrmont, à Driburg, à Schwalbach. Que de fois je me suis surpris en contemplation devant ce phénomène si volcanique par ses allures. — Température 30°.

Le débit dépasse 500 mètres cubes ; le gaz entre 1 et 2 grammes ; le résidu entre 4 et 5 grammes ; se partageant entre les bicarbonates alcalins-terreux, les chlorures et les sulfates. Une remarque s'impose à mon esprit. Comment peut-il y avoir 2 grammes de sels potassiques et près de 0,40 de bicarbonate de fer ? Cela ne se voit pas ailleurs.

Ces eaux sont faciles à boire, apéritives, diurétiques. Elles sont employées dans les dyspepsies, états muqueux et bilieux des premières voies ; engorgements hépatiques, hémorrhoïdes ; maladies sexuelles, catarrhes réno-vésicaux et gravelle ; Chl. anémies, etc.

Castellamare. — De Naples une petite heure de chemin de fer, dans la même direction. Ville importante, à rues larges, bien bâties. Nombreux hôtels : Reale, Bretagne, etc. ; *Quisisana* sur la hauteur au milieu d'un grand parc. De la terrasse, la vue s'étend sur le golfe, les iles, le Vésuve et Pompéi ; spectacle magique par un coucher de soleil de Salvator Rosa.

Castellamare est au pied du mont *Gauro* et regarde le nord-ouest vers le golfe de Baïa. Cette situation lui fait un climat plus frais que Sorrente durant l'été. Il faut considérer, d'autre part, que la ville est entre deux mers. Aussi le bain de mer qui se trouve un peu en dehors à l'ouest est très fréquenté en juillet et août. La plage n'est pas parfaite à cause de la pente et des galets.

Les grands bois environnants, châtaigniers, chênes-verts et pins, offrent des promenades ombragées Les excursions sont attrayantes : Pompéi et le Vésuve en partant à cheval de l'hôtel Diomède ; Sorrente et Capri ; *Gragnano* et le mont *S.-Angelo* (du col vue des deux golfes de Naples et de Salerne) ; Amalfi, Salerne, la ville médicale du moyen âge, et Pestum dont les temples grecs font oublier la pestilence.

L'air est assaini par la mer et la forêt. Le séjour de l'hôtel Quisisana est particulièrement hygiénique ; F. de Bourbon avait bien choisi la bonne place. Une bonne eau potable vient de la montagne.

L'établissement, dans la partie ouest de la ville, remonte à 1834 ; il a été remanié ; un portique, de style moresque et de belle apparence, conduit à la salle d'attente. Une trentaine de cabinets, ceux de deuxième classe n'ayant que 10-12 m. cubes, ce qui est insuffisant.

La roche calcaire d'où les sources émergent est abrupte, à stratifications grisâtres et paraît appartenir au crétacé inférieur. Les naissants sont tout proches les un des autres bien qu'appartenant à des classes différentes ; c'est le fait original. Tout se réunit dans un canal dit *Confluente,* les noms de *Media,*

Solforea, *Solforea-ferrata*, *Magnesiaca* servent à distinguer. Dans leur ensemble ces eaux sont froides, sulfureuses, ferrugineuses, alcalines mixtes.

Le gaz dépasse quelquefois un gramme. Les sels de 5-10 grammes, chlorures 3-5 ; ensuite carbonates et sulfates, un peu de brome. *Muraglione*, 1500 m. plus loin, vers Pozzano, à plus de 10 grammes ; la *ferrata del Molino*, très gazeuse, a 0,05 de bicab. ferreux. La fontaine Acidule est la plus froide, 12° ; peu minéralisée ; eau de table. D'autres sourdent dans la mer. Les fissures du calcaire en allant vers Pozzano sont imprégnées d'une odeur sulfureuse qu'il m'a été facile de constater.

Pline nous décrit les *fontes stabiæ* ; Galien la *stabia salubre* dans la phthisie. Puis Columelle, Cassiodore, Cotugno et, de notre temps, Cantani, Weber, etc. En boisson ces eaux sont apéritives, purgatives comme Muraglione ; diurétiques comme l'Acidule. Indications multiples en raison de la variété.

Sarno, pays de Salerne, nous intéresse par la nouvelle analyse de Casoria, 1894, faite d'après les bons principes. Elle est moyennement gazeuse et contient peu d'éléments ; mais la proportion d'iode 0,10, est à noter. Il paraît que cet iode disparaît en saison sèche. J'ai constaté le même fait à Saxon en Valais. Ceci nous explique les dissidences entre chimistes, ce qui déroute un peu le médecin.

Telese. — A deux heures de Naples, sur la ligne Caserte-Bénévent, commune de Solopaca. C'est une création d'Ed. *Minieri* dont l'heureuse initiative a transformé le pays. Du grand hôtel *Castello* perché sur une hauteur, à 2 kilom. de distance, la vue s'étend sur tout le pays entouré d'un cercle de montagnes assez sauvages.

Les bains sont près de la gare : salles de réunion et salles d'attente grandes, élégantes ; cabinets tout autour de vastes piscines, à l'air libre, circulaires et quadrangulaires ; véritables lacs qui rappellent ceux d'Acque Albule. Les malades descendent dans les vasques, par des escaliers, comme cela se pratique dans beaucoup de bains de mer, et sont protégés par des rideaux tout en jouissant de l'air libre. Des piscines spéciales sont réservées aux indigents que le fondateur philanthrope n'a pas oubliés.

Telese, ancienne ville romaine, fut plusieurs fois ruinée par les guerres et les invasions. Aujourd'hui elle peut espérer un retour de prospérité.

Les environs ne sont pas sans intérêt pour les excursionnistes : Bénévent trop négligée, la ville des indomptables Samnites qui balancèrent la fortune de Rome ; on y voit la *Porta Aurea* l'arc de Trajan, le lion et la vache samnites, types grossiers de l'art ancien. Plus loin le grand palais de Caserte ; Avellino et le *Monte Vergine* objet de si curieux pèlerinages ; je ne saurais oublier la grande fête de la *Madonna de l'Arco*.

Le climat n'est pas complètement salubre dans la grandes cuvette où sont les masses d'eaux sulfureuses et où les mofettes répandent leurs émanations gazeuses. Il vaut mieux humer l'air des terrasses de l'hôtel.

Les monts *Matese* et *Monterone* sont des volcans éteints ; les tremblements de terre ont été fréquents. Celui de 1349 eut pour résultat heureux de faire jaillir les sources et d'ouvrir les fissures des mofettes.

Les mofettes sont disséminées sur le terrain environnant ; les gazs bouillonnent dans les lacs. L'odeur sulfureuse se fait sentir vivement. Mon thermomètre a marqué 20° dans le bain, un peu moins qu'à Acque Albule.

L'analyse de 1872 nous révèle une minéralisation faible, environ 2 gr. où dominent les carbonates alcalins et terreux ; peu de chlorures. Le gaz sulfhydrique varie de 20-30 c. c., soit 2–3 centigrammes. Ce qu'il y a de particulier c'est la présence d'une forte quantité de gaz carbonique ; l'ingénieur François s'étonnait d'un fait qu'il croyait unique ; il se trompait ; j'ai vu plusieurs fois cette association, ne serait-ce qu'à Acque-Albule. Fazio a étudié les algues.

Le blanchiment s'observe ici comme à Luchon ou ailleurs.

Les dépôts recueillis par moi sont des fragments blancs jaunâtres, à demi pierreux, peu consistants. Au tube fermé j'ai obtenu un sublimé jaune de fleurs de souffre ; au tube ouvert la combustion de l'acide sulfureux. Par l'eau un soluté que l'alcool a précipité ainsi que le Chl. de baryum, (sulfate de chaux).

L'eau en boisson passe bien ; les bains courts et pour cause ; le gaz réchauffe, usage des boues, de douches froides.

Le traitement reconstituant s'applique aux états anémiques ; au lymphatisme et scrofule; aux maladies de la peau et syphilis ancienne. Quelques troubles intestinaux, gravelle rénale, affections utérines, etc. Voir les publications de Fazio, Abbamondi, Semmola et autres auteurs.

BAINS DE SICILE

J'ai vu le temps où la grande île ne pouvait se visiter que par bateaux à vapeur ou mauvaises diligences, sans compter les passages occupés par les brigands. Aujourd'hui le bateau, partant de Naples à 5 heures du soir, touche Palerme à 9 heures du matin ; d'autres font le service de la côte. Le chemin de fer de Naples à Reggio met 20 heures, ce qui est un peu long. D'autres lignes siciliennes, se croisent en long et en large, aboutissant aux principaux centres. Les hôtels se sont bien améliorés et les voitures de louage sont bonnes et bien attelées ; c'est encore le meilleur moyen de bien voir.

Climat chaud, presque africain, correspondant par la latitude au nord de l'Algérie et analogue par la végétation ; moyenne de l'année 18 ; hivernale 11-12, environ 2 degrés au dessus de la corniche. Les chaleurs du jour très vives, au point de produire des insolations, sont tempérées par les brises de mer et la fraîcheur du soir, dangereuse ; les habitants le savent bien et se drapent dans leur manteau, espèce de burnous. Les vents parfois aigres sont à redouter au passage des cols.

Sol volcanique, semblable à celui de la Campanie : laves basaltiques dont les grandes coulées viennent jusqu'aux murs de Catane, plusieurs fois effondrée par les éruptions ; scories, cendres basaltiques et tufs volcaniques divers. L'Etna, le plus imposant des cônes ignés de notre Europe, occupe par ses pentes une partie notable du sol.

Aci-Reale. — Ville importante sur la grande route de Messine à Catane. Sur cette route, longeant la mer, se déroule le plus beau spectacle que l'on puisse imaginer : le théâtre de Taormine dont les gradins semblent encore prêts à recevoir les spectateurs ; un peu plus loin Syracuse et ses latomies ; enfin l'Etna dont l'ascension se fait par *Nicolosi*. Je me rappelle avoir chevauché péniblement toute une nuit ; mais quel panorama au lever du soleil !

Aci-Reale est au pied du grand cône, bâti sur la lave basaltique, à 160 m. au-dessus de la mer. Un grand hôtel loge les étrangers. L'ancien établissement était dans un lieu malsain, et défectueux d'organisation, le nouveau est bâti dans la roche basaltique et domine la mer, il date de 1873 : grandes salles de réunions ; cabinets élégants avec baignoires de marbre. La source y a été conduite sur un parcours de 3 kilom.

Cette eau a une odeur et un goût sulfureux prononcé, temp. ordinaire ; densité 1002,5. Dans l'analyse de Silvestri 1872, figure CO^2 $1/10^e$ de volume ; Az 22 c. cubes ; SH, 10 c. c. ; en plus, de l'hyd. carboné. Le sel est le principal élément ; un peu de brôme et d'iode.

C'est donc le type sulfurosalin si fréquent en Italie.

Par la boisson et les bains se traitent le rhumatisme chronique, la scrofule, les maladies de peau, les catarrhes des muqueuses, etc. Il est fâcheux que cette eau ne soit pas thermale.

Nous ne ferons que signaler *Termini*, environs de Palerme, où conduit la route pittoresque de la

Bagheria (encore une de mes excursions d'autrefois), et de l'ancienne Solunte. Eau salée, 45° ; installation incomplète. Ce sont les *thermœ himerenses*.

Termini Castro reale est proche de Messine. Eau
à 30°, sulfureuse, alcaline mixte. *Sciacca*, aux environs de Girgenti. De la visite des temples et des
énormes colonnes de Sélinonte, (je pouvais loger mon
torse dans une cannelure.) C'est la contrée du soufre,
du sel gemme, des salses de *Macalube*. Eau chaude,
sulfureuse faible, salée forte. Grottes pour étuves.

Nous laissons de côté la Sardaigne.

TABLE

PARIS. — IMPRIMERIE F. LEVÉ, RUE CASSETTE, 17.